不帰の途
脳死をめぐって

竹内一夫 著

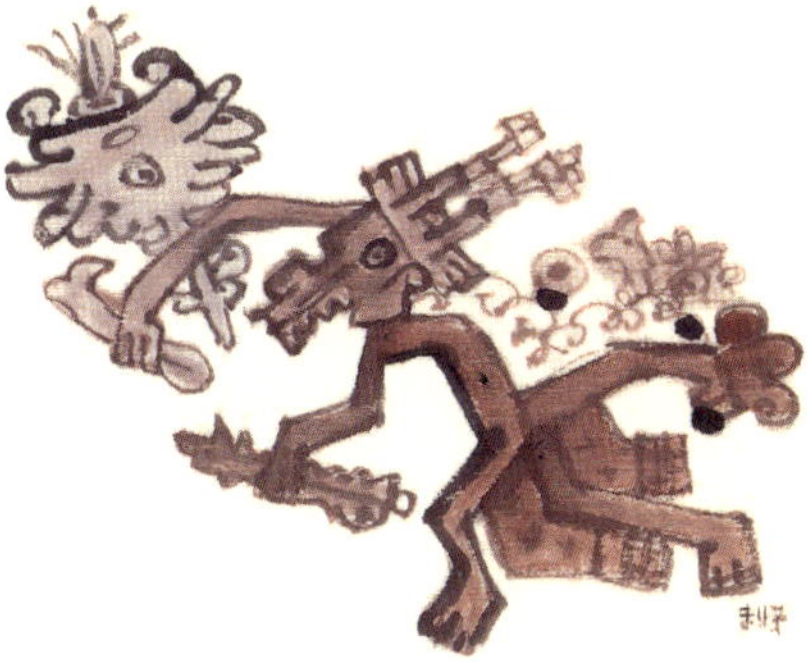

信山社
SHINZANSHA

表紙について

先生、素人は素人、表紙はむつかしい。でも、考え、思いついたのが古代の絵です。色は帝王紫、貝の内臓液そのまま乳白色のような色が出てそれでかくと、太陽があたって来ると、紫色になります。メキシコ＝ヒメサラレイシ、ペルー＝アワビモドキ、ギリシヤ＝ツロツブリ、シリヤ＝ツブリ、無数にある貝の種類の中、アクキ貝科のものに限られています。貝の内臓のパープル線 $C_{16}H_8Br_2N_2O_2$ が乳白色なのです。変ですね、そんな色が変化するそうです。変な男みたいな絵は、紀元約三世紀ナスカ文化(ペルー)に国立博物館にある布地から、ヒントをいただきました。鳥の絵は、竹内先生の医学の木の実を、鳥がたべ、育っていて、飛び立つといういみです。

その色は三六〇〇年前の高貴な方々の衣装をつくる色、帝王紫、そして、なぜペルー、ギリシヤかといえば、古代の頭蓋骨に手術の跡があり、脳外科がすでにあったのでしょ。私、よく知りませんが、医学の昔、つまり、古くからある歴史と文化に、先生が、今、大きな脳死という問題をなげかけたといういみで昔の色、そして帝王をつかいました。 もちろんその染料は、 私持っていませんので、その色に近づけてつくりました。いろんなことでこってみましたが、ごめんなさい。お気に召しませんでしたら、又、すぐ染めます。

はしり書きでごめんなさい。

まり子

不帰の途

目次

目　次

III 脳死判定基準と各国の基準——その普遍的骨格と変遷

不帰《ふき》の途《みち》——脳死をめぐって

I

脳死以前の脳死

——脳死状態の出現から一世紀

1 脳死以前の脳死の話

（一九九三年五月）

日本で「脳死」という言葉が使われるようになったのは、一九六八年八月（昭和四三年）の和田移植以後である。そして同年一〇月、新潟で開かれた脳波学会の折、「脳死と脳波に関する委員会」がスタートしたが、その頃には医学界でも一般社会でもぼつぼつ脳死が話題になるようになった。

筆者は一九五八年（昭和三三年）から大槻菊男先生が院長になられた新設の虎の門病院に移っていたので、それまで約一〇年間に経験していた脳死症例をまとめて、主として脳波所見を中心にこの新潟の学会で医員の小田正治博士に発表してもらった。以来、この仕事がきっかけになって、今日まで引き続き脳死と縁が切れないでいる。しかし実際にはそれより前の東大時代から、脳死症例とはしばしば付き合う機会があったことを、改めて記録しておきたい。

そもそも脳死症例は H. Cushing によって早くも一九〇二年に報告されている。この事実は近代脳神経外科学と脳死とが密接に関係していることを示していると言ってよいであろう。したがって

清水健太郎先生が教室主任になられてからは、病棟にも脳外科専門の「頭部屋（あたまべや）」ができ、手術も次第に増え、同時にわれわれの経験する脳死の症例も珍しくなくなった。

当時は脳圧亢進に対してルンバール（腰椎穿刺）でリコール（脳脊髄液）をとるのがありふれた治療法であった。もちろん脳ヘルニアの危険は十分承知しているものの、「空気入れ（気脳撮影）」などがルーチンに行われていた。手術中に脳が腫れてどうにもならず、あわててルンバールをしたり、五〇パーセントの高張ブドウ糖液を五〇ミリリットルぐらい静注するのが精一杯の方法であった。そのような時代なので、頭部屋では脳ヘルニアから脳死への経路を辿る患者も少なくなく、毎日のように死亡診断書を書いていたのを思い出す。脳ヘルニアを起こして呼吸が止まれば、すぐベッドに上がって用手法で人工呼吸をはじめる。時にはあわてて隣の患者にまたがってしまった国手もいたが、だいたい一〇～二〇分ぐらい続けて選手交替してもらうことになる。しかしたいていは一時間以内に血圧も下がり、心停止をむかえた。御殿下のグランドでイントラ野球（医局内の親善野球）などをやっていると、病室の窓から看護婦さんに呼ばれ、三階まで駆け上がっていきなり人工呼吸をするので、とにかく医者のほうもまず強健な体力が要求された。

一九五五年（昭和三〇年）ごろになると気管内挿管による全身麻酔が開頭術にも応用されはじめ、術中に呼吸が止まっても、なんとか人工呼吸をしながら手術を終えたこともある。しかし患者を手術場から動かすことができず、あとの手術や臨床講義にさしつかえて、困ったことも覚えている。

閉鎖循環式麻酔器のバッグを一晩中押しつづけているうちに、当時薬理学教室だけにあった動物実験用の人工呼吸器（夏目製作所製）を使ってみたこともあった。これを使うと確かに手は疲れないが、モーターが焼けてしまい、患者に使っていた氷嚢をのせて冷やしながら続けたこともあった。同じ頃、苦しまぎれに小児麻痺に使う米国製の鉄の肺を借りることも考えたが、結局実現はしなかった。とまれ、これらの努力はすべて徒労におわってしまい、あとには自慰的な満足感と絶望感・疲労感が残るのが常であった。

「脳死」という呼称以前には、「中枢死」とか「脳髄死」とか呼んでいたこともある。当時医局最大のイベントであった忘年会には、大トラを収容するため、柔道の達人と「動物園」を用意するのが常であった。これにちなんで今で言う植物状態患者を収容していた病室は「植物園」と呼ばれていた。国際的にみても B. Jennett（英）が persistent vegetative state（遷延性植物状態）と呼んだのが一九七二年（昭和四七年）であるから、医局ではそれより二〇年も前から「植物」という表現を使っていたことになる。一方、脳死のほうは一九六八年（昭和四三年）に S. D. Rosoff & R. S. Schwab（米）が"brain death"なる語を使ったのが最初である。しかしそれよりもかなり前から同じような状態に対して、いろいろな呼称が使われていた。すなわち超昏睡（le coma dépassé, P. Mollaret〈仏〉、一九六三）、不可逆性昏睡（Harvard 大学、一九六八）などが主なものである。

一九六七年末に南アフリカの C. Barnard により最初の心臓移植が行われてから、はや四半世紀が過ぎようとしている現在、わが国ではようやく脳死臨調が結論を出したところである。しかしいまだに雑音ばかりで、心臓移植がはじまる気配もない。わが国におけるこのような遅れは、時期的にみて移植手術が少し早く出てきすぎたことにも関係があるのではないかと筆者は思っている。なぜならば、脳外科病室やＩＣＵで脳死状態の患者をかかえ、長い間集中治療や蘇生術などプラスの方向のみに医療行為が向かっていれば、それらがやがて「くたびれ損」であることも、自然にわかったはずである。脳死患者に対する過剰な生命維持療法の虚しさは、他人にはなかなかわかってもらえない。しかし、昔われわれがさんざんやってきた用手的人工呼吸を病室で直接見ていた家族から、「もうやめてくれ」と嘆願されたことも少なくない。その後わが国では世の中の変化、特に医療不信のもとに、心臓死とか脳死とか、言葉ばかりが先行して、専門外の医師、マスコミ、評論家などなどの有象無象の不勉強、偏見、誤解とも相俟って、発展途上国にもみられない混沌状態ができてしまった。とにかく驚くべきことに、移植のための脳死と思っている人がいまだに少なくない。

「脳死以前の脳死の話」を知っている人も次第に減りはじめている今日、だいぶ風化してしまったが、筆者にとっては忘れられない昔話をあえて披露し、編集子のもとめに応じた次第である。

2 温故知新 —— Cushing現象から百年

（二〇〇三年一月）

脳神経外科の臨床ではしばしば遭遇する「Cushing現象」は、どんな教科書にも必ず記載されている。頭蓋内圧と脳循環の関係を詳しく記載したH. Cushingの論文が発表されたのが、今からちょうど百年前の一九〇二年九月である。脳死・脳蘇生と関係の深いこの論文を繰り返して読むたびに、筆者は頭蓋・脳の生理、病理、病態生理の奥行きの深さを痛感している。同じ頃に初めて飛んだ航空機の進歩に比べると、脳の科学ははるかに地味な、そして難しい分野であるに違いない。

先人たちの足跡を辿ると、一八五六年の『The Lancet』にLondonのM. Hallの「有効な人工呼吸の新しい手技」と題する記事を見出すことができる。彼は溺水や絞頸などの窒息例では、人工呼吸が必須の、そして唯一の有効な治療手段であると位置付け、腹臥位を基本とする回転運動が有効であると述べている。また同じ頃（一八五八年）、やはりLondonのH. Silvesterは『British Medical Journal』に「新しい死産児の蘇生法と溺死者又は死者の救命法」と題した論文を発表している。彼はHallの体位変換による人工呼吸法にも言及しているが、SemmelweisやListerらによって滅菌法が導入される前に、すでに蘇生・救命に関して種々の検討がなされていたことになる。なお『The Lancet』には一八六八年にNewcastle-on-TyneのR. EllisがHallの人工呼吸法の普及について提案している。

一方、一八六六年にはKönigsberg（Prussia）のE. LeydenがVirchow's Archivに“Über Hirndruck und Hirnbewegungen”と題する論文を発表している。彼はこの論文の中で、頭蓋内圧亢進により徐脈およびいびき様の呼吸が起こり、ついに呼吸停止に至ると述べている。そして注目すべきは、最後の呼吸からおよそ二分間は心拍動が残っていることを観察している。ちなみにこの年は徳川慶喜が第一五代将軍になった慶応二年にあたる。滅菌法の導入と相俟って、一八六〇年代には腹部外科を中心に、外科手術が急速に隆盛のみちを辿るようになった。なおLeyden以外にもE. von Bergmannら多数の医師たちが頭蓋内圧亢進によって呼吸が緩徐になり、遂には停止することを観察している。

脳神経外科の領域でもGlasgowのW. Macewenが一八七九年に世界で初めて髄膜腫の摘出に成功している。そして近代脳神経外科の基礎作りに貢献した一人であるLondonのV. Horsleyは、一八九四年に『The Quartary Medical Journal』に“On the mode of death in cerebral compression, and its prevention”と題する論文を発表し、人工呼吸による蘇生・救命の可能性を示唆している。彼は一八八六年に二九歳で、脳機能の生理学的な知識をもって Queen Square の National Hospital for the Paralysed and Epileptic の外科医に就任した。そして一八八八年には手術不能な脳腫瘍に対する減圧術について発表している。前述の論文は彼の豊富な臨床経験から生まれたものであるが、残念ながら二〇世紀に入ってからの業績はあまり知られていない。

少し遅れて一八九八年には英国の皇太子 Prince of Wales の侍医でもあった D. Duckworth 卿が、脳の疾患で呼吸機能が完全に停止しても、数時間にわたって循環機能を維持できることを四例の臨床例を示して報告している。この場合、人工呼吸には胸骨を規則的に圧迫するようにとか、人工呼吸は勤勉に必要な時間続けるべきであるなどと述べている。また、彼によると Macewen は同じ頃（一八九六年）San Francisco で講演し、頭蓋内圧が亢進すると、徐脈や Cheyne-Stokes 呼吸がみられる症例を報告している。そしてテント下の膿瘍の症例では、呼吸中枢が圧迫されて呼吸停止に至るが、心拍動はなお残っているので、二四時間も人工呼吸を続けた経験を述べている。

Horsley と並んで近代脳神経外科の祖と仰がれている Cushing が、The American Journal of the Medical Sciences に "Some experimental and clinical observations concerning states of increased intracranial tension" と題する不滅の業績を発表したのは、今からちょうど一世紀前の一九〇二年九月である。この論文の内容は前年の一二月に Philadelphia で行われた Mütter Lecture で発表されたものである。彼はこの時 Johns Hopkins 大学外科の associate であった。彼の

伝記を書いたElizabeth Thompsonによると、この発表はHopkins Medical Society以外ではCushingにとって初めての講演で、一年間のヨーロッパ旅行より帰国してから約二ヵ月半の間、繰り返し推敲を重ねたものであると伝えられている。彼はこの準備に精魂を傾けたので疲れ果て、心労のため講演の中止を願ったほどであったという。

論文は、脳の病変によって招来される頭蓋内循環に関する一連の実験の結果をまとめたもので、まず最初にこの領域の先輩研究者一七人を挙げている。その中には前述のLeyden, Horsleyも含まれている。そして論文の内容は彼がBernのE. Kocher教授の示唆によって行った実験の結果をまとめたものであることが記されている。すなわち猿や兎で局所的あるいは全般的の脳圧迫によって起こる脳血管の変化を、骨窓より直接に観察している。また脈拍、血圧、呼吸、頭蓋内圧の関係を克明に記録し、脳幹の呼吸中枢の病態生理について追究している。さらに彼が経験した臨床例が引用されているが、驚くべき経験として脳死状態に関する記載も含まれている。この症例は慢性中耳炎による脳膿瘍のため高度の頭蓋内圧亢進をきたし、末期状態で入院している。救急開頭術により排膿している間に呼吸が停止したが、人工呼吸を行ったところ、低血圧ながら心拍動はそれから二三時間も続いていたことが記録されている。剖検により、延髄には肉眼的にも顕微鏡的にも著変は見付からなかったということも付記されている。

Cushingが経験した致命的な頭蓋内圧の亢進により死亡する場合には、心停止に先駆けて呼吸停止が起こることは、すでにHorsley, Macewen, W. Hudsonらによって報告されている。彼はすでに観察している動物実験の結果から、このような現象は全身血圧を上回る頭蓋内圧の亢進により、延髄の血管運動調節機能の喪失によると説明している。そしてこのような絶望的な場合には、広範囲の開頭術による外科的な救急手術が、完全な、しかし一時的な対策であるとしている。ただし頭蓋底骨折に合併した頭蓋内出血などの急性症例では、手術で完全なしかも持続的な効果を期待できると述べている。そして三階の窓から転落した少年の症例を引用している。彼はこの少年に対して救急手術を行い、多数の陥没骨片を除去したが、まるで病理解剖のようなすさまじい手術であったと述べている。手術で直ちに減圧効果は得られたが、術後三週間は昏睡状態で自動運動もみられなかった。しかし循環・呼吸機能は安定しており、次第に神経機能は回復し、最終的には完全に回復したとのことである。

Cushingの手術から半世紀後、つまり今から約半世紀も前に、筆者もそっくりの症例に遭遇している。すなわち学校で三階の窓から転落し、救急入院した男児で、一般状態の安定を待って、一〇時間後にCushingと同じような手術を行った。術後は一〇日間冬眠療法を続けたところ、一ヵ月半後には意識も回復しはじめ、一年後には退院している。なおCushingは急激な減圧によって招来される脳の細小血管の破綻についても、剖検の所見を示して警告している。

米国の郵便切手にも登場したことがあるHarvey Williams Cushingは、一八六九年にOhio州の医師の家に生まれた。一八九五年にHarvard大学医学部を卒業し、Massachusetts General Hospitalでインターン生活を送った。そして一八九七年にはすでに名声を博していたJohns Hopkins大学のW. Halstedのもとで外科のレジデントとなった。この時代には、彼はチフスによる腸穿孔に関する先端的な業績を残しているが、W. WelchやS. Flexnerらの錚々たる細菌学者の指導も受けている。一方では神経内科医W. Spillerの示唆によって、はじめて三叉神経痛に対するガッセル（Gasserius）神経節切除を行い、劇的な効果を得ている。

Cushingは一九〇〇年六月から一年間欧州に渡り、Horsley, T. Kocher, C. S. Sherrington卿らを訪ねている。彼が脳神経外科に興味を持ったのはこの時からといわれている。彼はまず英国の最初の脳神経外科専門医であるQueen SquareのHorsleyのもとで家庭的なもてなしを受けながら、減圧開頭術“decompression”をはじめ種々の手術を見学した。しかし彼は英国の脳神経外科のレベルには必ずしも満足できなかったようである。その後Parisを経て、Halstedが高く評価しているBernのKocherを訪ねている。Kocherの研究室では、彼は猿を使って頭蓋内圧と循環・呼吸機能の関係を調べている。彼の論文は、おそらくこの時の研究が土台になっていると思われる。またBernに滞在中にHeidelbergのH. Kroneckerの研究室にも赴き、温かい待遇のもとに生理学的な手法を学んでいる。そして最後にLiverpoolに戻り、Sherrington卿の研究室でチンパンジー、オーランウータン、ゴリラなどを使って脳生理学の実験をしている。

筆者の恩師清水健太郎先生は Cushing の弟子である P. Bailey の弟子なので、筆者はさしずめ Cushing の曾孫弟子にあたることになる。Cushing は一九三九年に七〇歳で亡くなっているので、残念ながら筆者は彼の生前の姿に接することはできなかった。彼の手術を見学した数少ない日本人の一人である新潟大学の中田瑞穂先生は、Heidelberg の E. Enderlen の開腹術と Cushing の開頭術を特に高く評価されている。中田先生によると、彼は手術となると禅坊主のように沈着で、黙々たる人になり、雷が落ちても驚かないような様子であると伝えられている。頭蓋内圧亢進の研究に没頭していた若い修業時代とはだいぶ違うようである。

Horsley は脳の手術にクロロホルム麻酔を利用し、Cushing はエーテル麻酔を好んで採用していた。Cushing は学生時代（一八九三年）に経験した麻酔中の死亡事故に刺激されて、一九〇三年に術中の心拍数、血圧、呼吸数を記録する麻酔記録チャートを初めて作成した。その後一九一一年には止血用の銀クリップを、一九二六年には電気メスを考案している。Cushing 症候群や髄膜腫に関する業績も有名である。A. E. Walker によると彼は比類ない魅力的な教授であったといわれるが、外科医だけではなく、優れた芸術家であり著述家でもあった。彼の書いた W. Osler 卿の伝記は、Pulitzer 賞を受けているほどである。

筆者は「わが生涯に最も影響を与えた論文」として、学生時代に繰り返し読んだ R. Koch のノーベル賞（一九〇五年度）に輝く "Die Ätiologie der Tuberkulose" と、脳神経外科を専攻してから今日まで繰り返し読んでいるCushingの若き日の論文“Some experimental and clinical observations concerning states of increased intracranial tension”の二編を躊躇なく挙げることができる。特に後者は、この一世紀の間に得られた他の分野の輝かしい進歩とは違って、いまだに日常脳神経外科医を悩ます難問題であるだけに、今後の成果を大いに期待したい。

3 クッシング現象の一世紀

（二〇〇三年一月）

重症の脳障害が脳死状態に移行する前に、しばしば観察されるクッシング現象について講演したHarvey Cushing の論文が発表されたのは、今から一〇〇年前の一九〇二年九月である。

この現象に関係の深い頭蓋内圧亢進の病態生理については、二〇世紀の間に多くの研究がなされ、治療法にも格段の進歩がみられる。しかし、その成因の解明に不可欠の脳循環、髄液循環、脳浮腫などに関しては、未だに多くの問題が残されている。

今から半世紀以上も前、すなわちわが国の脳神経外科の草創期には、脳圧を下げる手段としては高張（五〇％）ブドウ糖液程度しかなく、筆者などもべたつく一〇〇㎖の注射筒を抱えて、苦労したことを覚えている。

その後、尿素製剤を経て、ステロイド療法やグリセロール、マンニトール、イソソルビットなどの浸透圧利尿薬、フロセミドなどの利尿薬が、便利に愛用されるようになった。その上、バルビツレート療法や低体温療法も出現した。特に後者はマスメディアによって、脳死の治療さえ可能な画期的な手段としてもてはやされた。

低体温麻酔、冬眠療法、薬物冬眠などはかなり以前から導入されていた。筆者の書架にも一九六〇年に出版された麻酔医のA. Bobaによる「脳神経外科患者のための低体温」があり、当時筆者も重症脳障害の治療にしばしば応用したことを思い出す。

これらの新しい治療法の進歩と種々の画像診断法や頭蓋内圧のモニタリングの普及などによって、重症脳障害の治療成績は向上し、生命予後も機能予後も確かに改善されている。しかし、これらの治療法でも解決できない病態も未だに残されている。それほど脳浮腫や脳循環に関する謎の奥行は深いことが痛感される。

最近、頓に注目されている分子生物学やナノテクノロジー、そして思いがけない新薬などによって、これからの一世紀にはどれほどの進歩が期待できるであろうか？

4 一世紀前の脳死症例

（一九八八年八月）

近代脳神経外科学が前世紀末頃からスタートしたことは良く知られている。しかし同じ頃、すでに脳死状態についての記載があることはあまり知られていない。

一八八七年に脊髄腫瘍の摘出に初めて成功したロンドンの V. Horsley は、一八九四年に種々の原因による脳圧迫の症例は、心不全よりも呼吸不全によって死亡すると報告している。その四年後には、英国皇太子の待医であった Sir Dyce Duckworth が、心停止の数時間前に呼吸が完全に停止した脳疾患の四症例を記載している。この時代の人工呼吸がどんな手技で行われたかは今一つ詳らかではないが、少なくとも数時間から一日間くらいは用手法による人工呼吸を続けていたらしい。胸骨を規則的に圧迫するようにとか人工呼吸は勤勉に必要な時間続けるべきであるなどと書かれている。

一方、米国では一九〇二年に H. Cushing が Cushing 現象に関する詳細な報告の中で、心停止まで二三時間にわたり人工呼吸を続けた脳膿瘍の症例を報告している。そして彼は、頭蓋内圧が著しく亢進すると心停止以前に呼吸が停止することを記載している。

なお、Duckworthによると、すでに一八六六年にLeydenが頭蓋内圧亢進により徐脈・いびき呼吸に引き続いて呼吸停止が起こると記載しているとのことである（Virchow's Archiv, Bd. xxxvii）。

前世紀末から今世紀初頭にかけて、先人達はしばしば脳死状態を経験し、随分苦労をしていたようである。しかし、その後は約半世紀にわたる冬眠期を経て、漸く二〇世紀後半に入って臓器移植の勃興とともに、医学界のみならず社会的にも脳死に関する関心が高まったことは周知の通りである。

このように、周囲の環境は如何に変化しても、われわれ脳神経外科医は、これからも相変わらず先人達と同じように頭蓋内圧亢進との戦いを続け、脳死症例に対処していかねばならないであろう。

5 まだ明確でない死の認定

（一九六八年一一月）

「息をひきとる」とか、「脈がない」などという表現が、従来から死を意味することばとして使われてきた。前者は呼吸停止、後者は心拍停止による死亡で、ともに現在でも立派に通用している死の認定基準である。しかし一方ではこの両者にも例外があることを忘れてはならない。

すなわちポリオ（小児麻痺）にかかって呼吸機能が麻痺してしまっても、鉄の肺に入れて人工的に呼吸運動を維持してやれば、ほとんど正常の状態で長生きをさせることができる。また「脈なし病」という珍しい病気がある。この患者では脈拍が触れないことがその特徴の一つになっている。しかしそうかといってその患者は決して死者でもなければ、ひん死の重症者でもない。このようにたとえ人間の生命に極めて重要な呼吸運動が止るようなことがあっても、それだけならば適正な医療行為によって生き続けることができるし、また脈が触れないだけでその患者に死の宣告をすることももちろんできないことになる。

われわれ脳神経外科医は日常の臨床において、呼吸停止という事態にしばしば遭遇する。ある意味ではこの程度の緊急事態にはかなりなれてしまっているともいえよう。たとえば延髄の呼吸中枢付近の腫瘍や血管性病変などでは、ほかの神経機能はともかくとしてまず呼吸が停止してしまう。また種々の原因で脳圧が亢進し、正常範囲の最高値の四倍以上の高圧に達すると、やはり自発呼吸が止ってしまうことも知られている。このような場合でも人工的に呼吸運動を維持しながら、有効、適切な治療手段を講ずることによって救命し得ることが少なくない。今から一四、五年前までは現在使われているような進歩した人工呼吸器もなかったので、患者の上に馬乗りになってわれわれ自身で数時間も人工呼吸を続けたものである。われわれはこのように絶えず死（呼吸死）に挑戦してきたといっても過言ではなかろう。そこに蘇生学という新しい医学の分野も生れてきた。

これまで長い間臨床医師は病室において患者の臨終に立合い、習慣的に死を認定し、宣告してきた。この際、心拍停止・呼吸停止・瞳孔反射の消失が一応死の認定の基準であった。そして極めてわずかな例外は別として、これらの基準で特に不都合はなかったはずである。しかるに昨年末以来の世界各地で行われだした心臓移植にともなって、これまでの基準に大きな変更が起きようとしている。

それは「脳死」という概念の導入である。簡単にいえば交通事故などで頭が吹っ飛んだと表現されたり、脳卒中などで脳がだめになってしまったといわれるような、心臓はとにかく動いているけれども脳は回復不能の機能喪失の状態に陥ってしまった症例に、このことばが使われるようになった。これらの症例の大部分はたとえ脈が触れ、二、三の反射などは残存していても、まず救命し得ない場合が多く、後から考えればたしかに脳死と呼ばれるにふさわしいものであろう。しかし頭蓋骨がめちゃめちゃに打ちくだかれ、中身の脳がおしつぶされてしまったり、脳腫瘍や脳出血などで脳が広範にそこなわれてしまえば、直ちに脳死の状態といえるであろうか。実際にはこのような重症例がわれわれの予期に反して救命されたこともあれば、たとえ意識は完全に回復しないまでも、かなり長い間とにかく生命を維持することができる場合もある。ただ後者のごとき状態では生存の意味がないとか、かえって患者の苦悩や家族の負担を増すとかいう考えもあり、それらの問題についてはまた別の観点から検討しなくてはならない。

さてわれわれは果して誤りなくこの脳死の判定を下すことが可能であろうか。先ごろ発足した日本脳波学会の「脳死と脳波に関する委員会」では、「脳死とは大脳半球のみならず脳幹をもふくめた脳全体の機能の回復不可能な喪失である」との見解を発表している。そして現在までになにかと引用され頼りにされてきた脳波は、わずかに大脳半球の機能喪失の判定にのみ有用であり、到底脳死そのものの判定について直ちに有力な資料を提供しえないであろうとされている。脳波のことを一番よく知っている脳波学者たちが、このように主張しているところに大きな意味があろう。実際に脳疾患の診断において二、三の場合を除いては、脳波はまず補助的な価値しかないものである。

これは頭部外傷の診断の際にもいえることで、世間では外傷後に脳波検査を受ければあらゆることがわかるものと過信されている。しかし実際には脳波はあくまでも補助的な診断法であり、ただ脳波所見に異常がみられないからといって決して安心できるものではないことを強調しなければならない。この際にいえることは「脳波の所見は正常である」ということのみである。外傷患者ではそのほか神経学的検査・レントゲン検査・脳超音波検査などの結果を総合的に判定し、はじめてある程度の診断を下すことができるものである。

話が横道にそれたが、最初にのべたような古典的な死の認定基準を変更し、いわゆる脳死の概念を導入しようとする場合には、脳波はあくまでもその認定の主役ではなく、脇役となるであろう。われわれの研究によると、脳波が消失してあたかも脳死の状態に陥ったかにみえても、なお痛覚や瞳孔の対光反射が残存していたり、血圧や体温がちゃんと維持されていたりする場合もあり、時には呼吸運動さえ自発的に保たれていることもある。また脳波のみならずこれらの神経徴候や生命現象などがほとんど消失していても、数日後に脳波が復活したり、反射や痛覚が出現する例もみられている。もちろん脳波の消失時間が短く、大脳半球の損傷がなお可逆的範囲であれば、意識が完全に回復したり、その後元気に社会復帰さえ可能な場合もある。したがって前記の委員会ではたとえ大脳半球のみの機能の喪失を脳波でうかがうにしても、その基準の設定は今後の問題であるとしている。

このような単なる脳波の消失のみをもって脳死と判定することが困難なのは当然であり、また脳死の状態がすぐ個体の死と結びつくかどうかにも疑問が残っている。ただ今後の研究によって脳波の消失が恐らく一定時間継続すれば、ほかの臨床症状をあわせ考えて脳死の判定が可能となるような基準が設定されるかもしれない。しかしその場合にも脳波計が正常状態で作動しているとか、脳波所見の判定はその専門医があたるとか、てんかん・外傷・薬物中毒・麻酔などの例は除外するとか、常識的ではあるが、かなり細かい制約が必要であろう。

種々の脳疾患を主な治療対象としているわれわれ脳神経外科医は、日常脳死または脳死に近い状態の患者を診療しながら、その生命を一分一秒でも延長させ、それが遠い将来において一〇年、二〇年に引き延しうるものという無限の可能性を期待しつつ努力している。したがって心臓提供者としては最も好都合の症例をかかえているわれわれが、たとえ結果的には前向きの態度であっても、この努力を放棄してしまうことは、一方では難治とされている脳疾患患者を裏切ることになり、この分野の学問の進歩を大きく阻止してしまうことになる。やはり脳死を正しく認定するためには、なお十分慎重に研究を進める余地があるように思われる。

6 脳神経外科と脳死の問題

（一九七一年七月）

◆一　はじめに

脳神経外科領域で取扱う疾患の主なものに、脳腫瘍・脳外傷・脳血管障害などがある。これらでは原疾患の進展によってしばしば広範囲にわたる脳組織の損傷が惹き起されることがある。また時には随伴する高度の頭蓋内圧亢進や脳浮腫・脳腫脹などがみられることもある。その結果、しばしば前者では直接に、後者では間接に、脳の機能が完全に廃絶して、いわゆる脳死の状態に移行することがある。

このような場合に余り積極的な治療を行わなければ患者は間もなく心停止→死亡する。しかし一旦人工呼吸をほどこし、循環系に適切な管理を行い、その他強力な治療手段を応用すれば、患者はなおしばらくの間生存することも可能である。われわれが今日までに観察し得た約四〇例の脳死症例では、この期間はたかだか一週間内外であるが、臨床上には少なからざる問題が存在している。

われわれは開院以来今日までの約一三年間に脳腫瘍一〇〇〇例を含めて、約三〇〇〇例の入院患者を治療してきたが、その一〇パーセントが入院中に死亡している。これらの死亡例では多くの場合、死戦期においてもなお種々の治療行為が行われている。家族はもちろん担当医としても、それが医学的にはあり得ないと知りつつも万一の奇跡を願わざるを得ない事実から考えればむしろ当然なことかもしれない。たしかに患者が脳死状態に移行しても、顔色はよく、体温もあり、脈拍も触れ、排尿もあり、時には痛覚刺戟により四肢を動かす（脊髄固有反射）ようなこともあって、各種の蘇生術を打切ることには大きな抵抗がある。

もちろん患者が死亡して、剖検によってどろどろに軟化した脳を観察してみれば、死戦期の努力が無駄であったことも十分なっとくされることであるが、そのような症例の頻度が高く、限られた人員や施設で働いている場合には、単に無駄とか徒労とかいって済まされない事柄であろう。また患者側から考えても必ずしも担当医の努力が感謝されるべきものとは限らない。

心臓移植を契機としてにわかに脳死の問題がクローズ・アップされてきたが、われわれ脳神経外科医はその問題とは直接関係なく、純粋に専門領域における臨床の問題として考えてみなければならないと思う。

◆二　脳死の判定基準をめぐって

「大脳皮質のみならず脳幹を含めた脳全体の不可逆的な機能喪失状態」が脳死であると定義されているが、その認定基準については世界各国から種々の案が次々と発表されている。これらの基準案には多少の相違点はみられるが、中心になるものは神経症状や、呼吸・体温・脈拍などのいわゆる生命徴候と、脳波の所見などである。その他にも脳血管撮影、前庭機能検査、呼吸筋の筋電図検査、血液ガス分析などの補助診断法のいくつかと検査回数あるいはその持続時間、そして除外例などが挙げられている。これらの各種の基準案をまとめてみれば、一応脳死の認定基準の決定版を作ることは可能であるが、現在では時間的因子が主な問題点として残されている。すなわち脳死の状態がどれ位継続すれば蘇生の可能性が全く消えてしまったと推定できるかという問題である。

われわれが脳波の消失を中心にしてこの時間について調査した結果では、蘇生例はすべて脳波の消失時間が一時間以内であった。わが国の脳死委員会の調査では、脳に一次性の重大な器質性病変がある患者で、脳波が消失した九八例はすべて死亡していることが判明している。また米国では二七九人の脳波専門医から集めた二四時間にわたる脳波の消失した症例、二六五〇例を調査した。その結果僅かに三例のみが蘇生していることが判明したが、いずれも薬物中毒の症例であった。したがって脳外傷・脳腫瘍・脳卒中などの脳に重大な肉眼的病変が存在する症例では、脳波が二四時間にわたって連続して消失してしまえば、まず死は免れ得ないと考えてよいであろう。換言すれば、脳波が丸一日間消失してしまったような症例では、もし薬物中毒の可能性さえ否定できれば、まず救命し得ないと断言できることになる。

このように現段階では最短二四時間にわたって脳死状態が継続した場合には、蘇生の可能性が全くないと考えてよいであろう。しかし脳死の厳密な認定基準を満足する症例で、蘇生例はすべて脳波の消失時間が一時間以内であったという事実から考えれば、恐らく将来はこの時間は更に短縮されることが期待される。

◈Johns Hopkins 病院の例

ここで一例としてJohns Hopkins 大学病院において日常使用している脳死判定のためのdata sheet を引用してみよう。これは脳神経外科のA.E.Walker 教授と同教室に留学中の真柳佳昭博士（東大脳外）のご厚意によるものである。

一、刑事問題・傷害事件の可能性。
二、薬物中毒の可能性。
三、眠剤の血中レベル検査。

四、体温。
五、血圧。
六、血液の化学的分析。
七、音・光・痛刺激に対する反応。
八、呼吸状態。
九、人工呼吸下では血液中の炭酸ガス濃度の測定。
一〇、人工呼吸を五分間停止し、自発呼吸の回復状態をみる。
（九、十の項目は二回繰り返す）
一一、瞳孔の大きさ。
一二、対光反射。
一三、角膜反射。
一四、眼球運動。
一五、外耳道へ冷水五ccを注入し、眼球振盪の出現を観察する。
一六、脳波は増幅度を二倍にし、六時間間隔で二回にわたり繰返す。しかも一回について二〇分間以上継続記録し、脳波検査室主任医師が必ずチェックする。
一七、脳酸素飽和度。

一八、深部脳波検査。
（一七、一八は省略することもある）
一九、救急患者や術後患者では脳血管撮影を実施する。

以上の各項目についてまず担当医が検査所見を記載する。そしてその時点においてあらゆる診断および治療行為が完了し、蘇生に対するこれ以上の努力は無意味であることを、主治医の責任において認定する。そのデータをもとにして前記 Walker 教授を長とする数名の脳死判定委員の中から三名の委員によって最終的に、その患者の「脳が非可逆的に損傷を受け、機能停止状態に陥った」ことを判定するしくみになっている。したがって脳死の判定には担当医と脳波検査室の主任医師を含めて少なくとも五名の医師が関与することになる。

Johns Hopkins 病院では未だ心臓移植は行なわれていないが、腎臓移植は盛んに行なわれているようである。脳死の判定が下され、家族の承諾が得られれば、ただちに臓器提供者として手術室に運ばれるし、たとえ承諾が得られなくても、主任病棟医の責任において人工呼吸装置を停止している。つまりすでに脳死の認定と、その後の処置は完全に実務的に運営されていることになる。すなわちこの病院では、もはや脳死と認定された患者が永く病院にとどまって、医療面でも看護面でも多大の犠牲を強いるようなことはないわけである。

米国の法律では、医師が死の判定をして、そう宣告すれば死が確定するので、医師の主体性が極めてはっきりしているようである。その場合如何に判定したかは問われないのが普通である。そのため例えば心音も聴かず、脈拍も触れず、瞳孔も見ないで死の宣告をしたとしても、法律的には死亡したことになる。ただそのようなことは常識では考えられないが、若し訴訟問題に発展するような場合には、やはり如何にして死の判定を下したかが問題となるわけである。前述の data sheet はそのような場合に必要になるので完全な記載を要することは当然であろう。そして必要な手続きが終れば、法律上の死とみなされているが、この場合米国では脳死即ち個体死として扱われているようである。したがって Johns Hopkins 病院のある Maryland 州の法律も従来のままで特に変更する必要もなく、今までに何のトラブルも起っていない由である。他の州でも、「死の判定を如何にすべきか」について成文で定めているところはないので、米国ではやはり医師の責任において自主的に脳死を含めた死の判定が行なわれていることになろう。

◆わが国の現状

ひるがえってわが国の現状はどうであろうか。今のところ呼吸停止、心拍動停止、瞳孔散大・対光反射消失といういわゆる死の三徴候がやはり死の判定基準として採りあげられ、脳死状態をもって直ちに死と判定したような実例は知られていない。近い将来において制定されると思われる「臓器移植法」などによってこの問題が如何に扱われるかは予測できないが、現在の法律では検屍や死体検案の必要な変死体や外因死例などからの早期の臓器摘出は不可能である。また無駄と思われる治療行為や、蘇生術の放棄に関する明確な解釈も出されていない。われわれは臨床で重症脳疾患の末期に脳死状態に陥った患者に対して、呼吸・循環状態の管理に非常なエネルギーを注ぎ、胃管や点滴静注により、必要な栄養や水分・電解質を補給し、一日でも一時間でも生物学的の生命を延長する努力を続けているのが現状である。このような場合、時には受持医の生命観乃至哲学を問われることも当然であろう。

◈三　個々の症例に応じた配慮を

最近、英国医師会の科学教育特別委員会では、安楽死は医師の任務に反するという結論を出している。とかく医師が潜在的死刑執行人になるおそれのあるような問題としては、安楽死も脳死も共通点があるように思われる。米国でさえ最近でも哲学者や神学者達は脳死の基準に当惑していることが報ぜられている。恐らく今後当分の間この問題に関しては論議が尽きないと思われる。

ここで想い起されるのはシカゴのP.C.Bucy教授の意見である。彼は既に今から約一〇年前に「脳神経外科の哲学」と題する論文を発表しているが、その結末の文章は一読に値する。

「私は脳神経外科医の関与しなければならないあらゆる哲学的な問題に触れようとするのでは毛

頭なく、いくつかの問題にのみ限定して考えてみたい。これらは決して法律上の問題でもないし、法がわれわれのために解決してくれることも期待できない。もちろん宗教上の問題でもなく、教会も牧師も決してわれわれ脳神経外科医のために解答を与えてくれることはないであろう。

これらは全く個人的の問題である。われわれ一人一人がこの問題ととり組んで、われわれ自身の解決法を獲得しなければならない。われわれが医師になった時から、医師以外の他の分野における人間の努力に相反するようなことを行わないという責任を負っている。われわれはわれわれ自身の結論に達するまでに、他からの援助や指導を仰ぐことはできるが、われわれの手中に生命および健康をゆだねたすべての患者について、全く個々に新しく考え直してゆかなければならないのである」

そもそも臨床医学においては一定の基準とか規格が当てはまらないような事態が稀ならず起ってくる。その都度われわれは生命の神秘とか生体の複雑性について改めて考えさせられるものであるが、当然脳死の問題に関しても同じようなことがいえるであろう。死の宣告後に蘇生した事例や、仮死状態から救命できた多くの症例が集められていることからも、医師の業務の困難性と、責任の重さを容易におしはかることができよう。死戦期にある患者に対してあらゆる努力を惜しまぬことは医師として当然の義務であるが、ただ一律に、そして機械的に、徒労に終るような診療を行うことは避けたいものである。

優位側の大脳半球に発生した多形性膠芽腫の治療方針を決定するような場合にも、主治医として先ず考えなければならないことはその患者がどれ程長く有為な生活を送ることができるかということである。現在のところ手術や放射線又は化学療法などの補助療法を十分に応用してもたかだか一〜二年の延命効果を得るにすぎない場合が多い。しかもこの期間中必ずしも幸福な日常生活を送ることができるとは限らず、生ける屍、あるいは生かされた屍といった方が早い状態のことさえある。こうなると少なくとも病悩期間を永びかせたに過ぎない程の成績しか得られなかったことになる。そのほか外科的に根治手術の困難な腫瘍も稀ではない。これらの患者に対しては、無理に危険な直達手術を計画するよりも、むしろ姑息的手術や補助療法を応用した方が、はるかに永い延命効果を得られることもあり、より有為な生活を送ることができる場合もある。

このように個々の症例についてきめの細かい配慮が必要である。とかくわれわれの臨床上の判断の当否はかなり後になって retrospective に批判されることが多く、ある公式に従った機械的の取扱いはできるだけ避けたいものである。

死戦期や脳死状態の患者に対しても、その認定基準が出来たからといって、すべて自動的に事がはこぶようになるとは考えられない。どこまでも医師自身が、その良心にしたがい、責任を自覚して最も正しい判断をしなければならないことであろう。

7　最近の「脳死」事情

（一九八四年一月）

一九六七年末の Barnard 教授および翌年の和田教授らの心臓移植当時に、しばらくマスコミをにぎわした脳死の問題が、ここ数年、再びよく登場するようになった。その理由は、わが国における移植医学の進歩によるものと思われるが、脳死の取扱いに関する限り、日本には欧米諸国とはかなり異なった事情があるように思われる。

第一に、医師全体の脳死に対する理解が不十分な点である。例えば、「移植医に都合がよい様に、死戦期の一定期間を脳死状態として無理に設定しているのではないか」とか、「日本の脳死判定基準は、一九六八年当時に突貫作業で作り上げたので、極めて杜撰なものではないか」などの質問を医師仲間から受けることがある。

いずれも真実とは全くかけはなれている疑問で、いちいち説明する気にもならないことである。ただ脳神経外科の病室では、すでにポピュラーな脳死状態も、実際に経験してみないとなかなか理解されにくいのかもしれない。

第二には、やはり脳死が植物状態と相変らず混同されることがあるという事実である。見かけ上はたしかに両者が似ている点もあるが、理論的にも実際にも、全く異るものであることは、最近では一般の人達も良く知っている。そして脳死の研究をすることは、「脳死イコール死」と決めることと早合点している人も少なくない。

脳死の研究の主な目標はその判定基準の確立であり、更に、如何にすれば重症脳障害を脳死に陥る前にくい止めることができるか、を追究することにある。

いずれにしても、医師や医療に対する不信感をつのらせるような発言をきくと、欧米諸国に比べ驚く程のへだたりを痛感する。やはり、「時が解決してくれる」のを待つしかないのであろうか。

8 続・脳死事情

（一九八五年一月）

医学界でも一般社会でも、相変らず脳死論議が盛んである。これらのなかで一寸気になる表現は、「脳死を認める」とか、「認めない」とかの意見である。

恐らくこれは「脳死をもって個体死とする」か否かの意味と思われるが、いずれにしても、脳死は好むと好まざるとにかかわらず、われわれの領域では不可避の死戦期の一病態である。従って認めようが認めまいが、今世紀初のクッシングの記載以来、今日まで沢山の脳死症例が経験されている。

厚生省の研究班による全国調査では、六カ月間に約七五〇例の貴重な症例が報告されている。その他に症例数のみの報告をあわせると、合計一三〇〇例位がこの期間に経験されていることが判明した。恐らく欧米並みにわが国でも全死亡数の約一％が脳死を経ているものと思われる。

研究班の調査結果は現在詳細に分析中であり、いずれ公表される予定である。ただ全国の多数の施設の協力によって、ほぼ目的を達し得たことを心から感謝している。

かつて英国でも、米国でもまたわが国でも、脳死の判定上の疑義がさしはさまれて、社会的に大きな反響をよんだことがある。これらの場合は揃って、「脳死イコール死」の手続をとる前提があり、一層混乱を招いた。しかし単にベッドサイドで脳死の判定をし、これを家族に告知するだけであれば、今日わが国でも決して珍しいことではない。そしてこのことだけであれば、「脳死イコール死」とする既成事実を作ることでもなければ、脳死に市民権が与えられると言うことでもないのではなかろうか。

いずれにしても、脳死について論議する場合には、まず脳死についての正しい知識にもとづいてほしいものである。その意味で、調査結果をまとめているわれわれ研究班の責務が非常に重大であることを痛感している。

Ⅱ 「脳死」と植物状態——正しい理解の重要性

9 脳死と植物状態

（一九七九年八月）

◆植物状態における脳

「息を引きとる」という言葉は、わが国では生命の終焉、つまり死の意味に使われてきた。息を引きとること、すなわち呼吸が停止すれば、たとえ心臓や循環系が正常に働いていても、脳を含む全身への酸素の補給が途絶し、短時間で死に至ることは間違いない。しかしもし停止した呼吸運動が人工呼吸法によって引続き維持できたとすれば、自発呼吸の停止は必ずしも死に至るわけではない。このように人工呼吸法などの蘇生術が近年著しく進歩したために、従来はそのまま死亡してしまったような場合でも、最近では屢々救命に成功するようになった。もちろんこの場合に、一旦停止してしまった呼吸運動が強力な蘇生術によって回復し、文字通り生き返るような例もある。また時には呼吸機能はどうしても回復せず、人工呼吸のもとに長期間生存するような例もある。たとえば鉄の肺に入って人生を送っているような小児麻痺の患者では、たとえ人工呼吸下であっても、もちろん意識は清明であり、人間として有意義な生活を送ることができる。しかし一方では呼吸機能も回復せず、意識も全く回復せず、到底人生と呼ぶことのできぬような状態が続くこともある。またたとえ呼吸機能は回復しても、意識は回復しないまま、長い間昏睡状態が続く場合もある。

そもそも人間の脳は解剖学的にも生理学的にも未だに解明されていない点も少なくないが、現在までにそれぞれの部位別の機能の大要は判明している。たしかに万物の霊長と言われるだけあって、脳の構造はきわめて精巧である。たとえ今日でも、人間の脳に匹敵するような立派な人工頭脳は作ることができないことも、周知のとおりである。まず大脳の表面は新皮質と呼ばれ、人間が人間らしく生きてゆくためにもっとも必要な部位である。つまり環境に対する適応とか、創造行為などの重要な機能はこの部位に中枢が在る。さらに大脳深部の辺縁皮質と呼ばれる部位は、種々の情動や本能に関係の深い部分である。つまり動物的な機能は主にこれらの部位に中枢が在ると考えられている。それに反して最小限生命を維持するだけの機能は、主として脳幹部に在ると考えられている。すなわち外界に対する自動的の調節機能とか、種々の反射機能など生きるための基本的な機能、つまり植物機能は動物機能とは異なった部位に中枢が在る。したがってこの植物中枢に障害がおこれば、生命の維持は不可能になる。ただもし障害が一時的であり可逆性であれば、蘇生術によって短期間人工的に生命を維持し、しかも回復させることが可能である。またその障害が重篤で不可逆的であれば、如何なる手段を使っても救命することは不可能である。またこの場合に植物中枢以外の部分、とくに動物機能に関係の深い中枢は必ずしも同じ運命をたどるとは限らない。

さてこのように大きくしかも複雑な人間の脳に、何らかの障害がおこったとしても、その程度や範囲はまちまちである。大まかに植物中枢のみが残存したと思われる植物状態にも種々のタイプがある。病理解剖や臨床検査の結果判明した障害部位にも、かなりばらつきがある。もちろん両側大脳半球にわたる広汎な病変が目立つ場合が多いことは、人間らしさの失われた植物状態の主病巣として容易に理解できよう。これは植物状態の一型として失外套症候群と呼ばれる症例に、屢々観察される所見である。一方大脳半球の病変は著しくなくても、より深部の間脳付近に主病巣が存在している症例もある。これは無動性無言の責任病巣とも考えられている。しかしわれわれの研究によると、植物状態における脳の障害部位はむしろかなり多彩のようである。もちろん生前に実施される臨床検査にも、死後に行われる剖検にも限界があるが、どうも植物状態に特有の脳病巣を指摘することは困難なようである。むしろ脳内における各種の神経機能の連絡路の遮断状態の方が、より重要な病態ではなかろうか。

◆生命力の神秘

このように未解決な問題をかかえているとはいえ、臨床的には植物状態に陥ってしまった患者が少なからず経験される。調査によると現在わが国にはおよそ三千人もの植物状態患者が闘病中であるという。われわれ脳神経外科医が急性期に開頭術を施行する頭部外傷や脳血管障害の症例数は、このところ急速に増加している。手術の目的は第一に救命である。これらの重症例では頭蓋内血腫や脳腫脹のため著しい頭蓋内圧亢進がひきおこされ、放置すれば脳ヘルニアから死に至ることが確実に予想される。しかし手術的治療によって辛うじて脳ヘルニアの発生をくい止め、救命し得たとしても、すでに発生してしまった脳損傷の部位や程度によっては、意識状態を含めそれ以上の脳機能の回復が得られない場合が稀ではない。

われわれはたとえ救命を目的とする救急手術であっても、術後植物状態で固定してしまうような結果を招くことは、できるだけ避けねばならない。この場合に重症例の予後判定に関する基準もいくつか作られている。しかし実際にはたとえ手術をしても、術後に植物状態に陥ってしまう可能性が大きいからと言って、積極的治療を放棄し、手をこまぬいてみていることができるであろうか。たとえ前述の基準によっても、またわれわれの臨床経験から考えても、到底予後不良と推定された場合でも、積極的治療の結果救命でき、しかも見事に回復し、立派に社会復帰をしたような症例が少なからず経験されている。換言すれば、われわれは日常人間の生命力、回復力、そして運命の神秘性をしばしば感じていることを強調したい。

「手術をする以上は、植物人間を作ってはいけない」というような無責任な言葉も耳にするが、臨床医学とはこんな単純なものであろうか。いずれにしても医師は、われわれの手にゆだねられた瀕死の重症患者に対して、常に全力を尽して最善の努力をしていることは言うまでもない。したがってたとえその結果が不満足であって、心ならずも植物人間を作ってしまったからと言って、急性期の治療行為を手加減するようなことは、医療の精神に反するものではなかろうか。医学が進歩し、医師が全力を尽せば、それだけこのような悲惨な状態もまた増えるという、大きな問題点が現実に残されることになる。

ここで実例としてわれわれが最近経験した一症例を紹介してみよう。三五歳の男性で、社用にて渡米し、シカゴに約二週間滞在していた。生来健康で、渡米後にも何ら愁訴はなかった。しかしある朝ホテルの食堂で同僚と朝食をとり、自室へ戻った直後に、受付へ「気分が悪い」と電話をかけている。数分後に救急隊がかけつけた時は、ベッドにうつ伏せに倒れていて付近に吐物が散乱していた。救急隊員により心マッサージ、除細動、気管内挿管が行われ、同市の総合病院に収容された。そしてICUに入院時は患者は深昏睡であったが、バイタルサインはほぼ安定していた。各種の検査の結果、当初は脳幹出血・代謝性脳障害・脳炎・脳アノキシアなどによる昏睡、薬物中毒、心・肺機能停止後の状態、嚥下性肺炎、その他が考えられた。しかしその後さらに検査が進むにつれて、上述のいずれの原因をも支持するような所見は得られなかった。そのため補助呼吸・補液・脳浮腫に対するステロイド療法などの一般的治療が行われた。その結果一般状態はかなり安定したが、脳波検査ではほぼ平坦脳波が得られるのみであった。またCTにより著変はみとめられなかったが、次第に脳室系の拡大が進行した。そして家族の強い希望により、発病後五日目にシカゴからの直行チャーター機により当院に転入院した。この間中心静脈栄養と、気管切開による酸素吸入が行われ、機内では救急蘇生科の専門医と看護人がそれぞれ一人付添っていた。

その後今日まで約二ヵ月間、引続き植物状態のまま経過している。したがって生命徴候はほぼ安定しているが、意識状態は改善していない。十分な栄養補給のため胃瘻造設術を施行し、気管切開部より繰り返し気道分泌物の吸引を行っている。患者は時に開眼し、追視するようにみえたり、頭部を回旋したり、咀嚼運動をしたり、軀幹を動かすようなこともあり、少なくとも原始反射は立派に存在する。そのためあたかも意識があるような表情を示すこともある。睡眠・覚醒のリズムもある。しかし脳波は依然としてほぼ平坦に近く、視覚・聴覚誘発電位も全くみとめられない。またCTによって観察される脳室系の対称性拡大は益々進行している。今なお発症当時の真の病態を推察することは困難であるが、retrospective にみると恐らく大脳皮質の広汎な障害がおこったことは確実で、その原因は脳のアノキシアによるものと思われる。したがって、強力な蘇生術によって、脳幹機能のみはとにかく回復し得たが、大脳皮質の障害は全く不可逆的で、今後も意識の回復はまず望めないであろう。しかし引続き万全の医療・看護により、植物人間としてとにかく生命だけは永らえることは可能であろう。

ここに引用したような症例に対して、医療行為は無駄であるという考え方もある。たしかに急性期における強力な蘇生術、シカゴから東京への移送、その後の医療など、結果からみればすべて徒労であるとも言える。もし初期に行われた蘇生術が成功しなければ、いわゆる「ポックリ病」とでも診断され、原因不明のままに終ってしまったかもしれない。またこの患者に対して払われた努力を、もっと別の症例、とくに医療により回復の期待できる症例に対して向けた方がより合理的かもしれない。しかし少なくとも救命・回復の可能性も決して否定できない急性期に、医療を放棄する勇気があるであろうか。また慢性期に入り、遷延性昏睡状態から回復の可能性がないからと言って、医療行為を中断し、いわゆる「安楽死」を実現させることができるであろうか。

◈脳死＝死の概念

ここで想い起すのは数年前の米国におけるカレン嬢のケースである。彼女の脳障害および臨床症状・検査所見などの詳細は不明であるが、恐らく前述の症例にかなり類似していたのではなかろうか。彼女の場合は当初人工呼吸装置を停止することの可否が、裁判所で審議されたようであるが、結局人工呼吸を停止しても、自発呼吸によって生存し続けたという。そもそも呼吸機能は代表的な植物神経機能であるから、植物状態の場合には自発呼吸が保たれている筈である。したがってもし人工呼吸を停止した結果死亡するような場合は、呼吸機能が選択的に障害されているか、あるいは呼吸機能で代表される脳幹機能を含めた全脳髄の機能停止が考えられる。もちろん後者の場合には同じ植物機能である循環機能も停止するが、ただ心拍動などは中枢のコントロールなしに一定期間は自動的に保たれている。なお前者では人工的に呼吸機能を維持することによって、ほぼ安定した状態を維持することができる。

全脳髄の機能停止、すなわち大脳半球のみならず、脳幹や上部頸髄を含めた全脳髄の機能の、不可逆的な喪失状態が「脳死」である。したがって植物機能がなお立派に残存している植物状態と、脳死とは明らかに区別されねばならない。脳死の判定基準に関しては、とくに一九六七年末のバーナードの最初の心臓移植以来、多数の報告がある。また脳死に関する医学的・生物学的諸問題に関しても、すでに検討し尽されている観がある。各国から次々と発表された脳死の判定基準案の内容も大同小異で、初期にはかなり厳密であったが、次第に簡素化される傾向にある。ただもし脳死に陥れば、如何に生命維持に努力しても精々一週間、長くても一〇日以内には心停止・死亡に至ることが確実である。脳死からの蘇生は絶対にあり得ない。したがって脳死の判定基準を簡素化し、その判定を急ぐことは余り意味がない。しかし欧米諸国ではすでに脳死＝死という考え方が固定化しつつあり、脳死と判定されれば、できるだけ早期に人工呼吸その他の生命維持手段を停止するようになってきた。もちろんもし脳死患者を臓器移植における臓器提供者として選び、必要な諸臓器を摘出するというのであれば、その判定は早い方が好都合である。ただわれわれが脳死の判定基準の設定に当り、神経質にならざるを得ないのは、脳死＝死という考え方に対して、判定に過誤があってはならないからである。換言すればいわゆる"premature burial"（生者埋葬）は絶対に避ける努力が必要である。

今日までに提唱されている各種の脳死の判定基準は、それぞれ特徴があり、多少の差はあるが、いずれを採用しても実際の判定は可能である。したがって熟達した臨床医、とくに神経内科医や神経外科医であれば、別に特定の基準をもちださなくても、正しい判定は容易である。判定に当りもっとも慎重を要するのは時間的な問題で、やはり少なくとも六時間、できれば一二〜二四時間位の余裕をもっていた方がよいであろう。なおこのようにほぼ完成された判定基準を医学界や法曹界が如何に取扱うかは、また別の問題であり、脳死＝死という概念が一般化しつつあっても、なおこれが法制化されている国は少ない。むしろ医師の判断の主体性が重視されているようである。

このように短期間内に心停止に至ることが確実な脳死でさえ、法律的には未だ死と同等でないとすれば、脳死とくらべなお回復の可能性をもち、たとえ回復しなくても、長期間生存できる可能性がある植物状態に対して、いわゆる安楽死を考えるようなことはいささか早過ぎるのではなかろうか。人間の境遇や考え方は千差万別である。たしかに植物状態の患者を一人かかえただけで、その家族には少なからぬ負担がかかることは避けられない。時には一家の破滅につながることさえある。一方医療側にも大きな負担をかけ、ただでさえ不十分な労力や施設にも一層重荷となる。したがって脳死を含め植物状態患者をかかえ如何に対処すべきであるかは、国も、自治体も、医療側も、家族も一緒になって真剣に考えねばならない。現状は余りにもみじめである。たしかに「植物人間になる位なら死んだ方がよい」という考えにも一理ある。しかしそれはあくまで消極的な、また退避的な考えであって、もっと他に良い知恵はないのであろうか。われわれ医師はもちろん植物状態に対する専門的な研究を更に進めてゆかねばならない。また国や自治体は、少なくとも行政面での理解と援助を惜しむべきではない。とくにわが国では産業面にくらべ余りにもこの方面の施策がなおざりにされているような気がする。近代医学の進歩には、たしかに目をみはるものがある。しかしその落し児とまで言われている脳死や植物状態が、その華やかな進歩の陰に隠れてしまい、放置されるようなことがあれば、人類の不幸である。

10 「植物人間」の定義

（一九八二年一月）

〔問〕「植物人間」の脳の病態について、失外套症候群、脳出血後の意識活動の低下状態の異同等に関する一般的なご解説を（医学用語として、「植物人間」という呼称が正しいかどうか知らないが）。

（福岡　T生）

〔答〕医学用語としては、「植物人間」という呼称は余り用いられない。植物症 vegetative syndrome とか遷延性植物状態 persistent vegetative state などの用語が一般に用いられている。また遷延昏睡 prolonged coma なる呼称も使用されている。いずれにしても意識障害の一型であり、また一つの症候群である。

種々の原因によって発生する遷延性の意識障害であるが、脳出血とか脳挫傷などの脳の一次性病変のみならず、脳アノキシアや薬物中毒などによる脳の二次性病変によって発生することも珍しくはない。いずれにしても脳に発生した病変の進行または回復が一応停止し、継続的に意識障害が残存している場合のみに限って植物状態と呼ぶことが多い。

現在わが国で一般に認められている本症候群の定義は次の通りである。

(1) 自力で移動も体位変換もできず、ベッド上に寝たきりである。
(2) たとえ発声は可能でも、意味のある言語は発せられない。
(3) たとえ開眼、握手などの簡単な動作は可能でも、それ以上の複雑な意思疎通はできない。
(4) たとえ目標を追視できても、それを認識できない。
(5) 自力で、食物の摂取ができない。
(6) 屎・尿失禁。

以上の六項目を満たし、各種の治療が奏効せず、三カ月以上の長期にわたりほぼ固定した状態で経過した場合に、植物状態と呼ぶ。ただ上述の六項目についてはあまり厳密に考えず、ある程度の幅をもって考えたほうが実際には好都合である。たとえば、家人をみて涙を流す程度の反応がみられたり少量の食餌を摂取したりするような場合でも、本症候群に含まれることがある。

失外套症候群 apallic syndrome は、無動性無言 akinetic mutism や覚醒昏睡 coma vigil などと共に、植物状態の中に含まれる特別な状態である。これらはそれぞれ特徴的な臨床症状があり、病理学的にもある程度責任病巣が判明している。

そもそも意識障害は、意識を維持、調節している脳幹網様体と視床下部およびそれに影響を受けている大脳半球が広範囲に障害を受けることにより発現する。意識の調節系には上行性網様体賦活系と視床下部賦活系があり、この系統の一部でも障害されれば何らかの意識障害が現われる。そして失外套症候群はこの両中枢の機能は保たれているが、大脳半球に広範囲の、しかも著しい障害が発生した場合にみられる状態である。

臨床的には、言語、感覚、運動などの大脳皮質機能が冒され、無言、無動で、意思疎通も不能である。しかし吸引反射、把握反射などの原始反射は存在し、上肢の屈曲性痙性麻痺や不規則な覚醒、睡眠のリズムがみられる。

最近、意識障害の程度の客観的な表現法としてGlasgow coma scaleやIII—3方式などが使用されているが、後者によればIII—2ないしII—3程度の場合が多い。そして脳波所見は通常中等度の異常がみられる程度である。

以上のごとく植物状態は重症脳損傷の一病態であるが、病像や責任病巣はむしろ多彩である。ただその名の示すごとく脳のいわゆる植物中枢の機能は十分保たれていて、全脳髄の不可逆的な機能喪失によって起こる脳死状態とは明らかに異なるものである。ただ両者とも近年蘇生術を中心とした医学の進歩によって、新しく注目されるようになった。そして医学のみならず社会的にも種々の問題をはらんでおり、今後になお多くの課題が残されている。

11 植物状態の生命予後

（一九九〇年九月）

〔問〕 四歳の時に水槽で溺れて蘇生されたが、植物状態となった。既に二年経過し、自動運動全くなし。意志の疎通不能。気管切開したままで経管栄養を行っている。今後何年間位生きる可能性があるものか。推定するための資料があれば併せて。

（東京 U生）

〔答〕 ご質問は、溺水事故から蘇生して約二年間植物状態にある六歳の小児の生命予後に関する見通しである。

各種原因による脳障害に対する心肺蘇生術および急性期の治療成績に関する報告は少なくない。しかし残念ながら、蘇生後慢性期に入ったいわゆる植物状態患者の長期生命予後に関する調査報告は見当らない。

本例のように気管切開による気道確保や経管栄養などにより、発病後二年間ほぼ安定している症例においては、その生命予後を左右する最大の要因は合併症の発生と考えられる。その合併症として考えられるものには、肺炎などの気道感染症、尿路感染症、褥瘡などによる敗血症が主なものである。その上、患者の年齢、原因疾患、急性期の治療法およびその効果など、種々の要因にも関係が深い。

ところで、前述の合併症予防に最も関係のあるのは、日常の看護である。したがって、ゆきとどいた、しかもレベルの高い看護・介護が可能な限りその患者の生命予後はかなり延長できるように思われる。わが国の調査（中沢、昭和五九年）によれば、二〇二一名の植物状態患者のうち、三四四例（一七％）が三年以上経過していることがわかっている。また奥井（昭和六一年）の調査によれば、全症例一一八三例中三七例（三・一％）が一〇年以上経過しており、最長例は一例のみであるが、二〇年を経過していたという。因に眠剤中毒によって植物状態になり、社会的に有名になった米国のカレン嬢は発病後一〇年二カ月間生存した。死因は肺炎であった。

以上のように、質問者の呈示された症例の今後の生命予後を推定することは、必ずしも容易ではないが、小児であり、成人期以降にみられる基礎疾患を伴っていないとする有利な条件を考慮すれば、高いレベルの医療・看護により、数十年の延命も期待できると思われる。なお最近、P. Vieregge らの報告によれば、一酸化炭素中毒後の植物状態ではＭＲＩによって観察される大脳白質の状態、および反復実施される視覚誘発反応の推移が、生命予後の推定に有用とのことである。

カレン嬢の際に取り上げられた人口呼吸器停止の裁判、あるいは最近テレビ・ドキュメンタリー番組「娘を死なせてください」により、米国において大きな社会問題となったクルーザン夫妻の「死ぬ権利」の裁判など、植物状態に対する倫理的な考え方が見直されるようになった。しかしもちろん未だ結論は得られていない。脳死問題でさえ未解決のわが国では、植物状態に対する倫理的な観点からの論議は今後に残されている。

12 遷延性脳死状態

（二〇〇二年七月）

医学界のみならず、広く一般社会にも脳死の概念が導入された頃は、いったん脳死状態に陥れば、いかに努力をしても早晩心停止に至るものと考えられていた。例えば一九七三年に発表された国際脳波学会の脳死の定義にも、「脳死状態は慢性化することはなく、通常は脳の機能が停止してから一〜五日以内に心機能も停止する」と書かれている。

筆者自身もそれまでに、結局は徒労に終わってしまった蘇生の努力を繰り返し経験し、この定義でよいと考えていた。筆者が携わった厚生省研究班の一九八四年の全国調査でも、五五二脳死例の心停止までの期間は平均四・三日で、一五日以上は、最長八三日の乳児例を含めてわずか二〇例（三・六％）に過ぎなかった。

しかし、それから一四年後に行った六歳未満の乳幼児脳死例の調査では、一一六例中で約二〇％が心停止までに三〇日以上経過していることが明らかになった。このような長期脳死例の中には、三〇〇日以上が二例含まれていた。それぞれ担当医によって症例報告がされているが、長い脳死期間中に脳死と矛盾する徴候は見られず、画像診断でも剖検でも脳組織の壊死・融解が確認されている。

文献ではすでに一九八二年に少なくとも六六日間心機能が維持された成人例が報告されている。また、筆者が調べた脳死出産に成功した一四例では、脳死判定から平均五六日後に出産している。脳死状態で一〇〇日以上妊娠を継続した二例や、出産後に臓器を提供した二例も含まれている。一九九八年にはUCLAの小児科医 Shewmon が長期脳死例を調査し、Chronic "brain death"と題する論文を発表している。

最近の集中治療の進歩によって、全身状態さえなんとか維持できれば、脳死状態を長く続けることがある程度可能になった。脳死出産のように胎児を救う目的があれば努力の甲斐もある。しかし、このような「遷延性脳死状態」に対する医学的な対応は、経済的にも、社会的にも、倫理的にも、多くの問題を孕んでいるので、広く学際的な組織で慎重に検討すべき課題であろう。

Ⅲ　脳死判定基準と各国の基準
——その普遍的骨格と変遷

13 脳死の概念の導入とわが国社会の対応

（一九九八年三月）

お招きいただいて、脳死の話をすることを、たいへん光栄に思っています。私は杏林大学にきて長くなりますが、こういう学園祭でしゃべれと言われたのは初めてでして、学長の任期満了直前にやっと番が回ってきたなという感じです。今まで脳死についていろいろな所で、いろいろな方々に話してまいりましたが、すべて医学的な話を、スライドを使ってやってきましたので、スライドを使わないでお話をするという経験はなく、果たしてうまく話すことができるかどうか自信がないのです。特に聴衆のほとんどが医学に関係のない方々となると、私にとっていっそう難しいことではないかと思っています。

今、お手元に資料をお配りしていますが、全部で四枚です。その四枚を中心に、ことに「脳死・移植関係年譜」を主に見ていただいて、話を聞いていただければ幸いです。

脳死の話を素人の方々にどうやってわかっていただくかいろいろ考えました。演題が「脳死の概念の導入とわが国社会の対応」ということで、すでに概念がわが国に導入されたという事実があるわけですね。導入されて皆さんがどういう反応を示したか？　そういうことについての歴史的な観察をしていきたいということであります。脳死の概念にはちょうど百年の歴史があります。

今日、脳死という言葉は新聞でも盛んに出てくるし、このごろは、小・中学校でも話をするようになったようですけれど、わが国の社会にも導入された脳死の概念とはどういうものかというと、単に脳が死んでいるということであります。死んでいるということを、あなた方はどういうふうにおとりになるかわからないのですが、おそらくそこら辺で、犬が死んでいる、猫が死んでいる、ネズミが死んでいる、ということは、子供でもよく言いますね。そのときに難しいことを引き続いて聞く人は、まずいないのではないかと思います。たとえば、犬が死んでいるといった場合に、その犬の体の中で、体というのは各臓器、いろいろな臓器がありますね、胃だとか、肺だとか、脳だとか。その脳が全部死んでいるのか、あるいはそれをさらによく見て、ひとつひとつの細胞が本当に死んでいるのかということを疑問に思う人はいないだろうと思います。犬が死んでいるよ、ということで済んでしまう。家に帰って母親に「犬が死んでいたよ」と言っても、「ああ、そう」ということになる。そのときに「全部死んでいるのか」と聞く人はいないだろうと思いますね。それと同じように、人間が死んだということも、何千年、何万年かの人間の歴史上で、死んだということを認めているわけですね。それを難しく言うと、死の「三徴候」というのがあります。「三徴候」というのは、脈がふれないということがひとつですね。脈がふれないというのは、心臓が動いていないということと同じことです。それから、息をしていない、呼吸をしていないということですね。「息が絶えた」と日本語で言いますよね。それが死亡ということです。それから三番目が、瞳孔が開いていること。目の瞳《ひとみ》が開いていて、光を当てても反応しない。これらが「三徴候」です。しかしこのようなことは法律に書いてないそうです。私は、法律のことは知りませんが、法律的にそういうことが、ちゃんと書いてあるものはないのだそうです。それから私の医科大学時代の講義でも、三つの徴候が揃えば「死ですよ」といったことを、誰も教えてくれないわけです。ただし、この三徴候による死の判定は、誰もが承知したうえでのヒトの死ということです。もし近親者の死にあえば、悲しみ、嘆き、やがて火葬に付して埋葬するという、ひとつの社会の掟があったわけですね。たまたま怪談めいた話も伝えられていますね。「生者埋葬」という言葉が使われていますが、英語では“premature burial”ということで、早く埋めてしまったという話になるわけです。三徴候によって判定したと思う死亡、それでさえ、埋めた後で棺桶のなかで動いたらしい、というようなことが後でわかったこともあるし、実際そういうことも起こったようです。この三徴候による死亡を、あえて私は心臓死という言葉を使わないのです。心臓死という言葉が日本で使われたために、大混乱が起きてしまったのです。心臓死と脳死というのが、相対比されるようになってしまったので大混乱が起きてしまったのです。なぜかといいますと、心臓死というのは、心臓が止まってヒトの死と判断するという考え方、その概念ですね。いわゆる三徴候死ということ。これは誰もが認めてきた、世界中の人たちが認めてきた死なのですが、それを心臓死と呼ぶことに問題があるわけです。「心臓が止まったことでヒトの死と考える」と言ってほしいわけです。

この心臓死と脳死を対比して言うものですから混乱してしまったわけです。脳死というのは、ただ脳が死んでいるよ、ということだけを言っているのであって、脳が死んでいるから戸籍から抹消するとか、火葬場へ連れていってしまうとかということは、誰も言っていないわけです。かつて、「脳死を、私は絶対に認めません」と言って、ヒステリックな女医さんから詰め寄られたこともあるわけですがね。そういう思いを、さんざんしてきてるわけですが、脳死を認めようが認めまいが、脳死という状態、脳が死んでしまうという状態は実際にあるわけです。残念ながら。脳が死んだということは、脳の働きが永久に止まってしまったということです。あなた方が酔っ払って、ぐでんぐでんになってその辺に大の字に寝ているような場合に、脳の働きの一部が一時的に止まってしまったように見えることもあるわけですね。それを脳死とされては、かなわないですね。すべての脳機能が、永久に止まるということ。不可逆的に止まるということが、脳死の定義になるわけです。脳の細胞がその時に全部死んでいるかどうかは、誰も知りません。知る方法もない。たとえば心臓が止まって、亡くなった方の腎臓を、亡くなってからいただいて、他の人の体に移植すると、その腎臓が生着して、機能するということがあるとすれば、死んだ人の腎臓は、まだ生きていたということですね。二日ぐらい経ってから、その人の骨をもらって移植したら、ちゃんと生着したということもあります。そうすると、心臓が止まってから二日後でも、骨はまだ使いものになるということ。そうすると、俺は生きているんだ、と言い張れば言い張れないこともないわけで、心臓が止まっても、骨だけは生きているということもあり得るわけですね。そういうようなことの混乱が、まず言葉の上で出てきてしまった。ですから、脳死を認めないというようなことは、これは言っても話にならないわけです。脳死はヒトの死として認めるわけにはいかないというのであれば、意味はわかるのですが。

それで年譜（八七・八八頁参照）のほうをご覧いただきたいのですが、脳死という概念は、近代の脳神経外科学の発展と切っても切れない関係にあるということを、まず最初にお話ししたいと思います。私は脳神経外科の専門医ですから、なぜ私が脳死のことをやっているんだ、ということになると、私の本職に最も関係が深い状態であったからです。最近は救急医学というような専門分野ができて、脳死患者を扱う機会が増えましたが、すでに今世紀のはじめ頃から、脳神経外科学という外科学の一分野が、発達しだしたのですね。一九〇二年、ちなみに一九〇三年でしたかライト兄弟が初めて飛行機で飛んだというのが。ですから、そのくらいの時代であったわけですが、ハーベイ・クッシングというアメリカの脳外科医が脳死状態に関する論文を書いているわけです。ただし、脳死をテーマとした論文ではなくて、この方の研究というのは、脳圧亢進をテーマにした研究で、不滅の研究であります。脳圧亢進ということ自体が、また脳死とたいへん関係が深いのですが、専門外の方には理解ができないかもしれません。簡単に申しますと、われわれが診療の対象としている脳というのは、頭蓋骨という硬い殻に入っているわけですね。体中で、そういう臓器は他にないのです。したがって、頭蓋骨の空洞のなかに入っている豆腐のようにやわらかい脳みそというのは、ちょうどいい按配になっているわけですけれども、いったん何か余計なことが起こると、たいへんなことになります。余計なことというのは、たとえば脳が腫れるということがよく起こるのですね。脳は非常に腫れやすいものなのですけれども、何かにつけて膨脹してくる。あるいは余計なものが、たとえば脳腫瘍というようなものができる。あるいは頭を打って、内出血して血が溜まるというようなことが起こると、たいへんきゅうくつになります。ここで限られた部屋の中に皆さんが入っているけれども、ここにまた、数百人の人が入り込んできたら、いっぱいで溢れだしてしまうということと同じように、限られた空間の中にある脳およびその他の組織が余計なものに圧迫されて限界に達するわけです。それが脳死を起こす最大の原因なのです。そういうパニックの状態、ちょうど満員電車を考えていただきたい。朝の満員電車を考えていただけば、ぎゅうぎゅう押し込んで、もうこれ以上は入らないという状態がありますよね。そういう状態で、もっと無理に押し込めば、誰かがつぶれてしまうということ。その誰かがつぶれるというのは、脳の場合は、つぶれて困るものがつぶれてしまう。それが脳幹という場所ですね。

脳には大きく分けて、三つの区分があるのですけれども、それぞれ特有の機能があります。生命中枢、意識とか呼吸とか循環というようなものをつかさどる、人間が生きていくうえで一番大切な中枢が存在するのが脳幹という場所で、ちょうど首筋から上にかけての場所です。脳幹がつぶれてしまうと、まず呼吸が止まる、そして意識がなくなるということになります。意識はなくなってもただちに生命をおびやかすことはありません。しかし呼吸が止まれば、数分の後にその人は死んでしまう、酸素不足で。先に紹介したハーベイ・クッシング先生は、そういう状態にさんざん悩まされたわけです。この頃の脳外科というのは、死亡率一〇〇パーセントといわれるくらい、手術すればみんな死んでしまうというくらいの、まだ未熟なものだったわけです。それは脳が腫れてくるのを防ぎきれなかったからですね。われわれが脳をいじると、いじっただけで脳が腫れてくる。そういう状態を切り抜けるために、さんざん苦労した挙げ句、意識がなくなり、呼吸が止まった患者さんがいたわけですね。脳膿瘍、脳に膿が溜まる病気です。脳膿瘍の患者さんですが、その患者さんが呼吸が止まったというので、人工呼吸をしたらしい。そうしたら、また人工呼吸のおかげで、酸素が十分肺に入り、心臓は止まらなかった。心臓が止まったのは二三時間後であった。したがって息を引き取り、脈がなくなるのが、今までは、だいたい同時刻であったのが、ご臨終ですという一般の死に方が、二三時間の食い違いになって現れた、というのが一九〇二年の論文に書いてある。この二三時間が今から言えば、まさしく脳死の状態であったということなんですね。したがって、明治三五年に、脳死の一番最初の学術的な記載がなされたことになります。

同じ頃に、腎臓移植の動物実験がオーストリアでやられたということであって、脳神経外科と移植医学が、同じようにスタートはしているわけですね。脳死の概念に対するいろいろな批判の声が聞かれますが、もし脳外科医が怠けていて、脳圧亢進の患者を救おうとしなければ、多くの場合早晩息を引き取ることになります。要するに脳圧が上がって、呼吸中枢がやられて、放っておけば、まもなく心臓も止まります。ところが何とか助けようとして努力した挙げ句、呼吸を人工呼吸器で保つと、心臓は止まらないでなお動いている。そういう結果が脳死を招いたということであって、患者を何とか救おうとする努力の結果生まれた状態であるといえます。それがいつの間にか、移植のために脳死状態をつくっているという疑念にすり替えられてしまったのです。

年譜に一九四五年太平洋戦争終結と書いてありますけれども、私が大学を卒業したのがこの翌年です。したがってそれまでの間は、クッシング以来、時間としてはたいへん長かったのですけれども、脳死に関する発展はほとんどなかった。私どもも学生時代に脳死の話なんて聞いたことはない。世界中の医学校で、脳死の話なんか出ていなかったと思います。遅まきながら、日本でも脳神経外科を独立させなければいけないということに気がついて、戦後、これはアメリカ医学の影響なのですけれども、昭和二三年に、日本脳神経外科学会ができました。そして東京大学に脳神経外科の講座ができたのが、昭和二六年というような歴史的な経過を持っているわけです。したがって、私自身も最初は、外科学教室に入ったわけですけれども、この二六年の頃から、脳外科を専門にやりだしたということになるわけです。それまでは一般外科をずうっとやっていました。世界に目を向けると、一九五七年、昭和三二年ごろに「皮質死の概念」というのが出されています。これは脳波計が、日常の臨床でもポピュラーになってきた結果であります。外来では、頭を打った時に脳波をとってもらう患者さんが多いのですけれども、これは頭の皮膚の上から、電極で脳の電気活動を誘導するわけです。ちょうど心電図の十分の一ぐらいの弱い電流が脳から出ている。それを増幅して記録するのが脳波であります。したがって、脳が働かなくなれば、脳波が消えるということになるわけですね。

ただ、脳波計という機械は、これは昔のラジオを何倍か精密にしたというような程度のものであったわけです。したがって、脳波計自体が非常にかさばって、またよく雑音が入って使いにくいというものであったのです。しかしその後、インクで書くペン書き式の脳波計が開発されました。これもアメリカが先進国で、日本は最初の機械をアメリカから買って、それの真似をして、そっくりなものを作ってしまって、だいぶアメリカに恨まれたのです。ちょうどピアノぐらいの大きさのものだった。最初の頃はですね。その第一号が東大に入って使い始めて、それはピアノのように、何とか運べる。ですから病室に持っていったり手術場へ持っていったりして、いろいろな人の脳波を計った。

同様に、アメリカでもテントラーという人が、手術場で脳波をとった。この時は確か血管の手術をして大出血をして、失血状態になって、血圧が下がってしまったので、脳に血がいかなくなって、一九分間脳波が平坦になった。このテントラーの経験した症例というのは、少なくとも脳波かられば一九分間死んでしまったという状態ですが、一生懸命出血を止めて、輸血したら助かったと。そういう報告をしているのですね。この場合は脳波が脳の表面の大脳皮質から出るということで、テントラーは、それを「皮質死」という言葉で呼んで報告したわけです。脳波が消えてしまったということとは、大脳の皮質の働きがなくなったというふうに、まさしく学問的に忠実に考えたのですね。

私個人の経歴を振り返りますと、ちょうどその頃に、虎の門病院ができて、私がそこの脳外科部長になったわけです。大学の講座がほとんど、まだできてない。ひとつかふたつの大学に講座がある程度のときに、国家公務員共済組合の虎の門病院が、独立した脳神経外科を設けた。市中病院における脳外科のはしりということですが、これが私にとって脳死と結びつきを持ったきっかけになったのです。ここでは自分がやりたいことが何でもできた。ことに意識の状態がおかしくなったような患者さんに、片っ端から脳波をとることが、いつでもできるようになったのですね。私は脳外科医で、脳を手術するのが本務ですけれども、同時に脳波をよく利用していました。それはなぜかというと、脳の働きを客観的にキャッチする唯一といってもいい方法であったわけですね、当時は。それ以外にはあまり客観性に富むものはなかった。脳波計ができて、お利口かお馬鹿さんかわかるかなあ、というふうに思って、入学試験をこれでやってみようか、というようなことを考えたこともあるのですけれども、これぱっかりは、どうもうまくいきませんでした。しかし少なくとも、ちゃんと出ていた脳波が消えて出なくなった、ということは非常に大きな客観性のある所見でありますので、それくらいは利用できたわけです。

それでちょうど同じ頃、私が虎の門病院に赴任した翌年（昭和三四年）ぐらいに、フランスの神経内科医のモラレとグロンが、超昏睡という言葉を使ったのですね。昏睡という状態は、意識がまったくないということで理解できるけれども、それよりも、さらに「超」だと。このごろ、「超」何とか、というのが流行っていますが、「超むかつく」という時の「超」と同じなのですけれども。昏睡より、ひとつ上のグレードの状態、すなわち脳死状態をこのように呼んでいるわけで、私は、この言葉が大好きなのですね。超昏睡。いつの間にか、「超」が流行語として使われるようになったので、あまり超、超と言えなくなってきたのですが。これは覚えておいていただいてもいい。医学的に昏睡も困ったものですけれども、昏睡からはときどき目が覚めるということもありますが、超昏睡になると絶対に目が覚めない。

ロシアのネゴヴィスキーという先生はロシアとドイツの戦争に、軍医として従軍して、たくさんの戦傷患者を治療して、その治療の間に脳死の患者さんを経験したというような、実際の臨床家でありますが、この先生が「生物学的な死」という言葉を使ったんですね。先程の三徴候死が社会的な死、あるいは医学的な死であって、脳死というのは、つまり脳が死んでしまったというのは、まさしくバイオロジカルな死であると呼んだわけです。これがちょうど、昭和三五年ごろの世界の「脳死学」の状態であったわけです。

昭和三七年になりますと、アメリカで腎移植をしている。その時の腎臓は、心臓が止まってからの死体からとったということですね。ドイツは医学は非常に進歩していた国なのですが、脳外科はクッシング先生のためにアメリカに遅れをとってしまった。しかしドイツでナンバーワンの脳外科医で、ケルン大学の脳外科の教授だったテニス先生という方がいるのです。私も親しく手術を教えてもらった大先生で、おっかない先生だったのですが。この先生が“der cerebrale Tod”という言葉を使った。これは“Brain Death”という、後から出てくる英語より先です。この先生もクッシングと同じように脳外科医でありますので、先程から申しているように、脳障害がどんどん進行して、呼吸が止まってしまって、このまま放っておけば心臓も止まるという状態を、何とか救おうと努力した結果、脳死という状態を経験したわけです。

さらにいろいろなことがあるのですが、先程からお話をしているように脳波が臨床目的に盛んに使われるようになって、一九六五年、昭和四〇年に、ハーバード大学のホカディという女性の脳波学者が、窒息や一酸化炭素中毒などで脳の無酸素状態というのが起こった場合に、脳波をとると、異常所見がみられる。時には平坦に近くなるという所見を検討して、それを一〇段階に分けて、一番悪い段階が脳死の時にみられる。治療によって回復し得るのは、脳波が平坦化するよりも何段階上からであるといって、ホカディの分類というのが提唱されたわけです。これは世界中でよく使われるようになって、今でも使われています。いずれにしてもホカディ女史は、不滅の業績を残されたわけです。

ちょうど同じ年に、医療法に診療科目として脳神経外科が登録され、その頃から急速に日本でも、脳外科が流行り出した。ベン・ケーシーが出てきたり、一方では交通事故による頭のけが人が増えてきたということで、脳外科に対する要求度も増えてきた。したがって脳死の患者が好むと好まざるとにかかわらず、わが国でも経験されるようになった。

私自身は、自分としては一番働き盛りの頃だったと思います。卒業して一五年目ということで、何でもやりたい年ごろですから、自分の治療した脳障害の患者さんが呼吸が止まってしまったといえば、徹夜で人工呼吸をした。その当時、人工呼吸をするのにどういう方法があるかというと、患者さんの上に馬乗りになって、胸部を一生懸命動かした。しかしせいぜいやっても、一〇分か二〇分。疲れてしまうのですね、頑張っても三〇分ぐらい。ですから次の人に代わってもらってやるというようなこともあります。私は、東大外科の歴史の本に、「脳死以前の脳死」の経験を書いたのですが（三―六頁参照）、この頃はまだ世の中に脳死という言葉はなかった。私自身、大学の運動場でよく野球をやったのですが、看護婦さんが窓から「先生たいへんだ、来てくれ」と呼ぶわけです。三階に病室があったのですが、全力疾走で運動場から、やっていた野球を止めて行ってみると、患者さんの呼吸が止まっている。「どれどれ」と言って、さっそく人工呼吸を始めたら「いや、あっちだ、あっちだ」と言われ、元気な人の上にのっかってしまったというようなこともあるわけですけれども。そのようなことをして、何とか患者さんを救う努力をしたものです。それはなぜかというと、そういう事態が突然起こる。これから呼吸が止まりますよ、ということではなくて、そういうこともあるんですが、多くはストンと止まる。看護婦さんにたいへんだということで呼ばれる。野球をやってちょうどいいところだ、これからホームランを打とうというときに、バットを捨てて、全力疾走で行くということです。

用手法による人工呼吸をさんざんやっていたのですが、まもなく人工呼吸を楽にやる機械ができました。人工呼吸器もどんどん進歩したのですが、初めの頃はたいへん幼稚な機械で、電気仕掛けではなくて、手でゴムのエア・バッグを押してやった。ですから、手術場で手術中の患者さんの呼吸が止まったといって、バッグを押して頑張って、丸二日やったことがある。そうすると、その間は、手術場が使えないから、他の手術が全部できなくて恨まれたこともあるのですが、私は頑としてバッグを押すことを止めなかった。とにかくバッグを押しているかぎり、患者さんの心臓は動いていたのですからね。その時は、まだ脳死状態になっても何とか助かる可能性があると思った、私自身は。助けたいと思っていた。そうしているうちに岡山大学の同じように脳外科をやっていた人が、論文を書いたのですね。「徒労に終わった蘇生術」という論文を書いているわけです。私と同じような経験をして、一生懸命やったけれど、結局それは無駄になってしまったということです。一生懸命やっても、もうだめなんだ、脳死になってしまってはだめなんだということが、だんだんわかってきました。しかしはじめの頃は、何とか助けられるのではないかという、期待を持って頑張ってきたわけですが。

ここまでお話をして、予定の時間が近づいてきたのですが、これまでが「脳死以前の脳死」で、これから本当に脳死になるというところです。一九六七年一二月にバーナードが最初の心臓移植を南アフリカでやった。翌年に、日本でも和田移植が行われた。ちょうど同じ頃に、アメリカのハーバード大学が、不可逆性昏睡、先程の超昏睡から約十年経って不可逆性昏睡という言葉を使って、今でいう脳死の判定基準を作ったのですね。これがハーバード基準ということで、脳死の判定基準第一号だったわけです。たまたま私自身は、バーナードが移植をした一九六七年一二月の明くる年の四月に神経学会が新潟であって、帰りの車内で大阪大学の陣内教授と話をする機会がありました。陣内教授は外科の先生ですけれども、臓器移植法案制定準備委員会の委員だったということで、脳死の患者が心臓移植には非常に重要なドナーになるということを話してくれて、私は初めてそのことを知ったわけです。ただし、脳死を判定するには脳波が一番いい、脳波が消えてしまえば、脳死といえるのだというふうに、世の中では思っていたようです。

ところが、私自身がそれまでに虎の門病院で蓄積した症例の記録を辿ってみると、脳波が消えても、頑張ればまた出てくるのがあることがわかった。ということで、さっそく帰ってきて自分たちの症例を若い人に検討してもらった。そしてその年の秋の脳波学会で、年譜に書いてありますように、小田・竹内と連名で、「脳波消失の意義」という題で発表をしました。脳波が消失するということは、脳死の診断基準としては、非常に重要な所見であるけれども、消失時間が一時間以内なら、適切な治療によって脳波が回復することがありますよ、ということを言った。ちょうど和田移植について最初の頃は、新聞報道で英雄的な扱いをしていました。和田移植のドナーの脳死の判定の最大のポイントは脳波消失である、というようなことであったわけですけれども、われわれは、脳波が消えただけで、脳死ということを簡単に言ってもらっては困るということを、学会で言ったわけです。実際にはこの症例の脳波がとれていたか、とれていなかったかということも、いろいろ問題だったわけですが、世の中の注意を喚起したことは事実でした。

それ以来、日本脳波学会に「脳死と脳波に関する委員会」というのができて、私はその委員の一人になりまして、いろいろと脳死判定基準について検討をしてきた。バーナード移植以降、しばらくはあまり移植手術が盛んにならなかったのですが、新しい免疫抑制剤が一九七八年、昭和五三年に開発されて、それから移植の成績が、俄然よくなったというようなことで、移植がどんどん行われるようになった。ところが、イギリスでも、一九八〇年にBBCのパノラマ事件というのが起きました。これは、BBCが、脳死ではない患者から臓器をとっているというようなことを、センセーショナルに放映した。アメリカでもカレン裁判など社会の注目をひくようなことが起こってきた。そしてイギリスとアメリカではたいへん対照的な動きをみせています。イギリスには、いまだに脳死に関する法律はない。これはブリティッシュ・メディカル・アソシエーションという、日本医師会と同じように英国医師会がありまして、これがたいへんな権威を持っている。そこでBBCの会長に対して抗議を申し込んだけれど、相手にされないので、独自の脳死の判定基準を作って、全イギリスの医師にそれを示したわけですね。それが法律以上に重視されて、イギリスは、脳幹死の概念を導入したのですけれども、移植に関して、あるいは脳死判定に関して、うるさい問題はなくなった。

アメリカのほうは、ご承知のように多民族国家、何でも法律法律というような国なので、大統領自ら乗り出して大統領委員会ができて、死の判定のガイドラインというものが発表されたわけです。そういうことに関しては、法律的な先進国でもあるかと思うのですが、法律家も非常に協力的な姿勢を見せた。したがって、アメリカでは盛んに移植が行われる。それ以外の国々も、先進国はもとより、後進国あるいは途上国でも、どんどん移植をするようになってしまったけれども、ご承知のように日本は、ようやく今年（一九九七年）の一〇月一六日に臓器移植法が施行されるというところまで、こぎつけたわけです。

時間切れのため本日はわが国社会の対応ということをお話しする余裕がないのですけれども、これは今日おいでの方々のほうが、よく知っておられるかもしれません。私があえて評論家的立場で申し上げますと、日本の医学界あるいは医師会があまりにも権威がなさすぎる。イギリスの医師会の十分の一の権威もあればいいのですが。残念ながら医者は悪いことをする、医者の言っていることを聞いていたら、ろくなことがない、というようなことになって、すべてわれわれのすることに対して疑いが出てくる。それにマスコミが一緒になる。それから多くの法律家たち、ことに日弁連というのがあるのですね。ここに私が新聞報道に見るわが国社会の対応状況ということで、私のファイルから抜粋した資料を今日はじめて配布します（八七―九二頁参照）。私が苦労して二週間ぐらいかかって作ったのですけれども、たいへん貴重な資料だと思います。ことに社説の見出し記事なんかをご覧になると、いろいろなことがご理解いただけると思います。それぞれご覧になった方が判断していただければわかるけれども、脳死者から臓器を提供して、移植につなげるという先端的な医療行為に対しては、逆噴射的なことのほうが、日本の社会では多かった。それはほとんどが、医療不信につながっていたと思う。日本では、どうして諸外国と比べて脳死への風当たりが強いのだろう、ということをよく聞かれるのですけれども、私は単一の要因ではないと思うのですね。医療不信だけではない。なぜかというと、そんなに医療不信が強ければ、病院に来る人がいなくなってしまうのではないかと思うのですね。日本中の医師が失業するだろうと思うのですが、まだまだ患者さんが来てくれるのですから、それだけではなくて、それ以外のいろいろなファクターが加わっている。宗教や民族性もあるでしょうし、それ以外もあるのでしょう。ただ、こういう表を作って、ゆっくり眺めてみると、ひとつの流れがあって、諸外国とは違って、日本民族における悪い意味の保守性というものが浮き彫りにされるのではないかと思っております。

自分がもし脳死になったならば、臓器を提供したいというドネーションの気持ちを持っている人がたくさんいます、皆さんの中にもおられる。一方には自分の心臓とか、腎臓とかが具合が悪くて、ドナーの脳死者からいまだ健全な心臓をもらって移植してもらいたいという人がいると思うのですね。つまりレシピエントもいるのです。それを仲立ちするのは、医学以外にはないのですが、その医学が信用されていないということですね。そこに大きな問題点があるのですが、私は信用するに足る医学が、日本にも立派にあるのではないか、というふうに考えております。

予定の時間を十分間残しましたので、むしろ足りない部分を、ご質問によって、補えれば幸いだと思います。どうぞ積極的にご質問いただきたいと思います。私は今日、しゃべりたいことの三分の一もしゃべれていないので、たいへん心残りですけれども、ご質問をお受けします。どうぞ。

――竹内基準が非常に厳しいものだと、話に聞いたのですが、それがたとえば判定基準に対して、どの程度厳しいのでしょうか。それから、先生が厳しい基準を立てられた理由は何なのでしょうか。

非常に難しいご質問だと思います。それはなぜかといいますと、どんなに高度な医学上の判断でも、一〇〇パーセント正しいということを、言い切れないことがあるのですね。少なくとも、一〇〇パーセント正しいということに近付こうとすればするほど、厳しくなるということです。わかっていただけるでしょうか、要するに臨床医学ですから、先程言ったように、三徴候で死んだと思って、ちゃんと死亡診断書まで書いた人が、また生き返ったというようなことが、何万例か何千万例の中にあるというのが事実だとすれば、臨床医学に一〇〇パーセントを求めることはできない。正確性を限りなく一〇〇パーセントに近づけるためには、どうしても厳しくせざるを得ないと。そういうことです。

――ハーバード基準に比べると、竹内基準はどの辺が厳しいのですか。

最初のハーバード基準は後に少々訂正されましたが、脳および脊髄、両方が死なないといけなかったのですね。ところが実際は脳死の場合、脳は死んでいるけれど、同じ中枢神経であっても、脊髄は生きている。ですから、脊髄反射が残っているということが、脳死の場合でもあるわけですね。その辺が、諸反射の消失と定めている最初のハーバード基準とは違う。それからハーバード基準では、脳波が必須項目として入っていますし、対象症例などほとんど同じです。アメリカでもいまだに、ハーバード基準が、貴重な叩き台になっていることには間違いない。ただしハーバード基準で、不可逆性の昏睡と呼んでいる状態は、脊髄まで含めてしまっている。そこでわれわれは、もちろん脊髄は生きていてもいいということにしたので、かなりハーバード基準からは離れてしまったということです。また観察時間もハーバードは二四時間、竹内基準は六時間と短縮され、むしろハーバードのほうが厳しいわけです。そもそも判定基準の厳しい、厳しくないの区別は、対象症例とか検査項目とか観察時間とかのバランスの上に考えるべきことです。ですから、もし対象範囲を絞れば、検査項目をある程度減らしてもかまわない。対象症例とは、原因疾患とか、年齢とか、いろいろの要因がある。それから観察時間ですね。観察時間も、私たちは、六時間としたわけですけれども、もし、三日間、観察する時間を与えれば、ただ観察しているだけで補助検査などしなくても、ほとんど脳死の判定ができることになると思います。

どなたか。

――臓器移植法が施行されて、これから本格的な臓器移植時代に向かっていくと思うのですが、脳が死んだ段階で臓器移植をするべきなのか、それとも心臓停止状態で移植するのかという問題が浮かび上がると思うのですが、先生はどうお考えですか。

人間の考え方というのは、いろいろあるわけですね。しかもどういう考え方をしても自由だと思う。三徴候によった死という場合には、その判定に反対だ、反対だという人はあまりいないと思う。なかにはいるかもしれないが。ところが心臓が止まる前に、脳死イコール「ヒトの死」ということを認めますと、反対者が出てくる。脳死をヒトの死つまり、戸籍上から抹消する社会的・法律的な死とは思いたくないということは、個人によって、十分あり得ると思うのです。ですから今度の法律では、脳死になっても心臓はとらないでくれということは、十分認められている、ドナーカードを持っていなければいいわけですから。逆にそういうことを表示する方法もあるだろうと思うのですが。バーナードの移植後まもなく、漫画でみたのですが、「心臓をとるな」と胸に入れ墨をしたという人がいるのですけれども。そこまでやる必要もないかもしれませんが。俺は反対だという人は提供しなくてもいいと思うのです。

ただし、脳死の状態を十分理解して、そうなったら自分は提供していいよ、という人からは提供していただいてもいいと思う。ただしその場合に、まわりの人が、とってもらっては困るということも言えるようになっているわけですね。なぜかというと、私自身が当事者になって、脳死になったらとってくださいと意思を表示していたとします。私の年ならいらないよ、と言われるだろうけれども、とにかくとってくださいと。私はそういうことを書き置きしておいても、私の家内がその状態で「臓器を提供してくれますか」と聞かれて、「はい」と言うかどうかわからない。逆に私は、自分の家内が脳死になったときに、「どうぞ心臓をおとりください」と無抵抗で言えるかどうか自信がありません。これはその時の状態にならないとわからないですね。第三者的な、評論家的な考えで、良いとか悪いとか言っても、当事者になってみないとわからない。ただ私は長い間の臨床経験から言いますと、実際にそういう患者さんを看取る家族の方々というのは、ほとんど一〇〇パーセント、脳死というものを理解しています。臓器を提供するかしないかは別の次元ですけれども。脳死という状況を認めてですね、これならば、やがて心臓も止まる、助からないというふうに理解するわけですね。

ですから移植医学というのが、もう少し遅れて出てきてほしかったと思います。脳外科で脳死の状態というのが長い間、ベンチレーター、要するに人工呼吸器につながれて、病室でただ寝ているだけという状態で、家族も看病に疲れ果ててしまって、なんとか早く、決着をつけてほしい。もう人工呼吸器を止めてほしいと、お葬式も早くやりたいのだと、そうしないと商売に差し支えるという人も出てくるわけですね。その時に、それではいただけるものなら臓器をいただけませんか、という話が出てきたら、おそらくこれほどの問題は起こらなかったと思う。ところが、まるで社会的にはいただきたいほうが先に出てきてしまったような感じなのですね。さっきからお話をしているように、歴史的にバーナードが移植したころから、いただくほうの主導で、脳死の概念がこの世の中に出てきてしまった。日本で、「俺は脳死の患者を何人もたすけた」というようなことを堂々と言うお医者さんが最近までいたわけです。そのお医者さんは、医師の免許証を持っているけれども、医科大学で脳死について教えてもらっていなかったから、そのお医者さんを責めるわけにはいかない、そういうことなんですね。個人個人の考えというのは、あくまで尊重されるはずです。それが、脳死と判定されれば、すべていっせいに心臓をとられてしまうと思ったら大騒ぎになる。ナチスのユダヤ人虐殺にまでつながって大騒ぎになったこともあります。

——日本では六歳以下の子供は、脳死判定の基準から外されています。したがって、日本では六歳以下の子供は心臓移植などはできないのですけれども。アメリカなどではできるのです。判定基準の違いと、なぜその違いが出てきたのでしょうか。

そのこともぜひお話ししたかったのですけれども。子供というのは、脳の障害に対する抵抗力が一般に強い。われわれは助からないと思っても、意外に助かることがある。その場合に、病院の看護婦さんだけではなくて、母親が献身的な看護をしたというようなこともあるでしょうが、とにかく重症の脳障害からの立ち直りの力が、成人より強いということがあります。同時に乳幼児に対して、いろいろな神経学的な検査、脳死判定の基本となるのは神経学的な検査ですけれども、それが必ずしも容易ではないということもあります。われわれは脳死の判定基準を作るときに、全国調査をして、七一八例の症例を集めることができたのです。これは世界で最も多い症例数なのですけれども、七一八例の中に、小児が五七例しか入っていない。しかも五歳以下は二六例しかない。そうしますと五歳以下の乳幼児の判定基準を作ろうとしても、二六例をもとに作るというのはとても無理だということで、仕方なく、六歳未満を外したわけですね。これからの作業で、特に集中的に乳幼児の症例を集められれば、子供でも脳死の判定基準はできます。ただ大人の基準をそのまま使うわけにはいかないのではないかと思います。たとえば、血圧ひとつを計るのにしても、大人の血圧計では子供の血圧は計れないわけですね。それと同じように、基準もやっぱり子供用のものがいるのだろうということです。

そこでひとつ問題になるのは、今日は法律の先生もおいでになりますが、自己決定権というのがたいへんうるさくなってきて、一五歳以上は自己決定権が認められるといっても、小児のその自己決定権はどうなるのかなあと思います。ところが、生まれたての赤ちゃんでも必要になれば、われわれは脳の手術をするわけですね。あるいは脳以外の手術もするわけです。生きるか死ぬかの手術もするわけです。そのときに本人の意思は無視されているわけですね。医者が求めるのは親の意見だろうと思います。ですから、法律的な解釈がそこで出されれば、われわれが基準を作って、子供の移植も可能になると思うのです。

ただまた心配なのは、子供を自動車の中に残しておいて、パチンコ屋へ行ってしまうような親がいるとすると、そういう親が果たして「心臓をとっていいよ」と言ったことを、そのまま真に受けていいのかなということもあります。今後このような問題についても興味のある方は、一緒に勉強していただきたいと思います。

よろしくお願いいたします。

本日はご清聴、どうもありがとうございました。

◇ 脳死・移植関係年譜－1 ◇

年　月	発表者名等	内　容
1900(M33)		近代脳神経外科学の黎明期
1902(M35)	H.クッシング(米)	脳死状態についての記載
	(オーストリア)	腎移植の動物実験
1945(S20)		太平洋戦争終結
1948(S23)		日本脳神経外科学会設立
1951(S26)		東大脳神経外科開講
1957(S32)	テントラー(米)	平坦脳波19分の蘇生例「皮質死」の概念
1958(S33)		虎の門病院開院・同脳神経外科発足
1959(S34)	モラレとグロン(仏)	“la coma dépassé”「超昏睡」と呼称
1960(S35)	ネゴヴィスキー(ロ)	“la mort biologique”と呼称
1962(S37)	(米)	死体腎移植成功
1963(S38)	テニスら(西独)	“der cerebrale Tod”「脳死」と呼称
1965(S40)	ホカディら(米)	急性脳無酸素症の脳波所見を予後判定に応用
	(日本)	医療法に診療科目として脳神経外科が登録
1967(S42)	フレッチャーら(米)	臓器移植の法律問題に触れる
	(米)	肝臓移植第１号
XII	C.バーナード(南ア)	心臓移植第１号
1968(S43) IV		日本神経学会(新潟)、阪大陣内教授 臓器移植法案制定準備委員会(厚生省)
VIII		ハーバード基準発表「不可逆性昏睡」
VIII	和田(日)	心臓移植本邦第１例(札幌)
X	小田・竹内(日)	第17回日本脳波学会(新潟)で「脳波消失の意義」発表
		脳死と脳波に関する委員会(脳死委員会)発足「新潟宣言」
	ロソフら(米)	“Brain Death”と呼称
1972(S47)	ジェネットら(英)	「遷延性植物状態」について記載・命名
1974(S49)	植木・竹内ら(日)	日本脳波学会脳死委員会の判定基準発表

◇ 脳死・移植関係年譜－2 ◇

年　月	発表者名等	内　容
1976(S51)	(米国)	カレン裁判
1978(S53)		新免疫抑制薬サイクロスポリンの開発
1980(S55)	(英国)	BBC　パノラマ事件
1981(S56)		米国大統領委員会より「死の判定のガイドライン」発表
1982(S57)		英国医師会「脳幹死のABC」を発表
1983(S58)	竹内ら(日)	厚生省の脳死に関する研究班発足
1984(S59)	岩崎ら(日)	脳死より膵•腎同時移植(筑波大)
		スウェーデン保健社会省の死の判定委員会報告発表
1985(S60).XII	竹内ら(日)	厚生省研究班が脳死判定基準(竹内基準)を発表
1986(S61)	日本移植学会	臓器移植のガイドラインを示す
1987(S62)	本間(日本学術会議)	医療技術と人間の生命特別委員会が脳死に関する見解を発表
1988(S63)	加藤ら(日本医師会)	生命倫理懇談会脳死および臓器移植についての最終報告を発表
	日本法医学会	脳死を個体死と容認
1989(H1)	島根医大	生体肝移植第1号
1992(H4).I	永井ら(脳死臨調)	脳死および臓器移植に関する重要事項(答申)発表
1993(H5)	九大	脳死―心停止後肝移植
1994(H6)	(日本国国会)	超党派議員(15名)臓器移植法案提出、廃案に
1995(H7)	(日)	腎移植ネットワーク発足
1997(H9).III	(日本国国会)	超党派議員(6名)臓器移植法案提出
VI	(日本国国会)	臓器移植法修正案、衆参両院で可決、成立
X16	(日)	臓器移植法施行

◇ 新聞報道にみるわが国社会の対応状況－1 ◇

年 月	新聞	内 容
1968(S43).I	朝 日	迫られる「死」の定義、倫理・哲学上の問題残る
VII	朝 日	臓器移植法案制定準備委員会、2年後に法制定
VIII	産 経	脳波の消失は「死」か、心臓移植に波紋
IX	朝 日	学会になお賛否両論、解決迫られる「死の定義」
X	産 経	東京都監察医務院、移植の為の脳死判定は違法
1972(S47).I	病 院	臓器移植懇談会(厚生省)、脳死なお問題多い。医学的適応性と技術的正当性が前提
1982(S57).X	毎 日	脳死は死か、判定に第三者機関を
1983(S58).I	朝 日	厚生省研究班第一回会合、国が新基準作り
X	産 経	急がれる判定基準の確立、腎移植現場では先行気味
1984(S59).I	読 売	関弁連原理事長、脳死判定は尚早
V	朝 日	法医学会、脳死認知まだ早い、検視に重大な影響
VI	朝 日	生命倫理問題国会議員懇談会、脳死認知を議員立法で
VIII	読 売	心臓移植、来春にも再開
IX	毎 日	厚生省研究班、日常的脳死判定が浮き彫りに、多数例に驚き
IX	朝 日	厚生省研究班、現基準の有効性確認
1985(S60).I	毎日	関弁連、脳死立法に批判的見解
III	朝 日	厚生省、脳死立法は急がず、国民の論議待ち対応
V	毎 日	脳死で死の判定、法医学者の75％が賛成
XII	朝 日	厚生省研究班、判定新基準を決定。脳死の対象広げる
1986(S61).IV	朝 日	総理府世論調査、脳死移植に抵抗感、反対45％以上
V	朝 日	法医学界、脳死認める方向、「指針守れば誤診なし」
1987(S62).III	日 経	日本医師会生命倫理懇談会、脳死移植を医療行為として容認
IV	朝 日	日本学術会議、時期尚早として「脳死容認」の見解取り下げ
VI	読 売	生命倫理研究議員連盟中間報告タナ上げ、強まる慎重論に配慮
1988(S63).IV	読 売	日弁連、脳死容認に反対意見書
VI	朝 日	厚生省基準に疑問続々
XI	毎 日	生命倫理で全国委設置へ、臓器移植論議に一石

◇ 新聞報道にみるわが国社会の対応状況－2 ◇

年 月	新聞	内 容
1990(H2).X	日 経	脳死臨調の欧州視察、「取り残された日本」痛感
1991(H3).IV	読 売	脳死臨調報告書、「竹内基準」問題無し
V	読 売	脳死臨調中間意見の素案、「脳死移植」容認の方向
1992(H4).I	朝 日	「脳死」立法化になお課題、法解釈など混乱も
1993(H5).V	日 経	移植法案、今国会提出を断念、尚早と判断
VII	日 経	まん延する実施悲観論、医師守る法整備が急務
1994(H6).VI	日 経	「法律待ち」姿勢浮き彫り
1995(H7).VI	日 経	法案たなざらし、患者いらだち募る
1997(H9).IV	朝 日	本人の意志が大前提、医療不信で難題に
	朝 日	審議3時間半、拙速の声
	読 売	「脳死」扱い、妥協の産物
	産 経	待つ人へ国会の責務
	朝 日	臓器移植法案成立、脳死移植に道開く
	読 売	脳死移植、意気込む医師、命の門は開かれた
	東 京	臓器移植法案で早くも混乱、腎臓移植に黄信号
VII	朝 日	難しい子供の脳死判定
	朝 日	基本は心臓死、臓器移植なら脳死、「2つの死」に悩む救急医
VIII	産経	脳死判定で厚生省指針案
	産 経	ドナーは15歳以上、脳死移植、厚生省が指針案提示
	朝 日	承諾、二親等親族が原則、脳死移植指針案
X	産経	脳死移植へ臨戦態勢
	産 経	脳死判定　その後の展開は？
	産 経	臓器移植法あす施行　待ちわびた「新時代」
	産 経	公正でオープンな移植期待
	朝 日	脳死移植　命握る提供者
	読 売	課題抱え脳死移植ゴーサイン
	産 経	心臓10人、肝臓14人待機、国内で脳死移植可能に
	読 売	脳死宣告――「でも治療続けて」、家族の希望年々増える
XI	産 経	臓器移植法、脳死移植結びつかず。支援体制の整備が必要

◇ 新聞の社説・論説などにみる脳死論議30年－1 ◇

年月日		新　聞	内　容
1968	8.10		心臓移植手術の意義
(S43)	9.13		臓器移植法と死の基準
1976	4.2		安楽死をどう考えるか
(S51)			前提は「生の尊厳」、カレン裁判と安楽死
1982(S57)	9.12	朝日	「死の判定」に真剣な論議を
1983	4.3	朝日	安楽死・尊厳死を考える、つけてはならぬ命の軽重
(S58)	5.15	朝日(座標)	先端医療と倫理、医師以外の目不可欠
	9.12	朝日	心臓死から脳死への道のり
	9.27	読売	心臓死から脳死への道のり
1984	5.24	読売(論点)	誤解多い脳死論議、心臓死・肺臓死と同格同等
(S59)	5.30	読売(論点)	心臓移植に患者の心を、生への希望断ち切るな
	7.24	朝日(論壇)	脳死認知立法は時期尚早、死生観めぐる国民的論議つくせ
	7.25	読売(論点)	疑問ある阪大の脳死基準、「植物死」との誤認など心配
	8.1	読売(文化)	「脳死」認定の恐怖、新鮮な臓器欲しいだけ？
	8.4	読売(論点)	多い脳死と植物状態の混同、臓器移植は別個の問題
	8.24	朝日(論壇)	脳死問題へ多角的な論議を、判定次第で相続にも大きな影響
	9.11	朝日	脳死が受け入れられる条件
	9.11	読売	脳死を議論する手がかりに
1985	2.4	朝日(論壇)	多難な「患者の権利」確立、医師も責任を回避せぬ覚悟が必要
(S60)	2.5	毎日	脳死認定をどう考えるか
	3.26	朝日(論壇)	脳死は国民の多くが認知、臓器移植の不当な告発を防ぐ法を
	5.20	日経	「脳死」と「心臓死」のはざまの課題、逆転の発想は性急、社会意識の成熟を待て
	5.29	朝日(論壇)	脳幹死は個体死と同じ、腎臓以外の臓器を移植しても合法
	6.14	朝日	輸血拒否とカノンさんの死
		朝日(論壇)	脳死の病態は未解明、根拠がない「脳幹死は個体死」
	9.4	朝日	医療技術はだれのため
		朝日	新時代の医療と国民の理解
	12.8	読売	脳死の社会的合意をめざせ
		毎日	脳死と「人間の死」を考える
		産経(主張)	心臓移植認知への第一歩
	12.10	読売(論点)	脳死是認へ論議進展期待、「新判定基準」を基礎に
	12.11	読売(論点)	医療の枠超える「死」、人間文化と密接に融合
	12.12	読売(論点)	「判定基準」は死の一要件、合意形成に検討委設置も
1986	10.4	朝日(論壇)	死の宣告できるだけ慎重に、脳死も心臓死も
(S61)		朝日(論壇)	「脳死」とは科学的事実、絶対的基準でない死の宣告、感情におぼれず理性的に
	12	朝日(論壇)	問題多い米の「生命倫理」、日本の国民感情に合うものが必要
1987	3.27	朝日	脳死と移植と医師への信頼
(S62)	10.3	朝日(論壇)	国内で心臓移植一日も早く、患者の身になり脳死問題に対応を
1988	1.13	読売	脳死受容には信頼が不可欠
(S63)		産経(主張)	脳死合意は国会の論議で
	1.14	朝日	「脳の死」を死と認める前に
		読売(論点)	患者と医師の信頼感が基本
	1.15	読売(論点)	患者より臓器重視する危険
	1.17	読売(論点)	判定は慎重に、人間の尊厳守れ
	3	朝日(論壇)	医学部倫理委、構成の再考を、公正欠く身内だけの審議
	4	朝日(論壇)	臓器移植に患者守る歯止めを、大学倫理委員会のあり方に疑問

◇ 新聞の社説・論説などにみる脳死論議30年－2 ◇

年月日		新　聞	内　容
1988(S63)	4.16	朝日	臓器移植を普及するには
1989(H1)	1.16	朝日	生命倫理はつまみ食いでなく
	2.5	日経	脳死調査会の早期発足を
	11.15	朝日	生体肝移植が問いかけるもの
	12.10	日経	マクロな判断が求められる脳死臨調
1990(H2)	2.28	朝日(論壇)	脳死移植に正しい認識を、システム整い、推進へ選択の時
1991(H3)	3.21	朝日(論壇)	脳死を人の死とする立法やめて
	5.28	朝日(論壇)	脳死判定基準への疑問解明を
		産経(正論)	「脳死は死」が世界の大勢
	6.12	朝日(論壇)	議論段階過ぎた脳死判定基準
	6.21	朝日(論壇)	脳死移植の合意形成へ努力を
	6.28	産経(正論)	合意の作り方から再論議を、混乱生む脳死臨調の中間意見
	7.4	朝日(論壇)	やはり問題多い脳死判定基準
	7.26	読売(論点)	臓器移植法制定し、患者の人権守れ
	9.4	読売(論点)	脳死臨調へ反論、死亡時刻に誤り
	10.18	産経(主張)	脳死移植理解は確実に進んだ
	10.22	朝日(論壇)	医の原点に立った脳死論を
1992(H4)	1.22	朝日(論壇)	「人の死」とはなにか
	1.23	読売	祝福される移植をするために
		読売(論点)	生命倫理問われる仏教界
1993(H5)	12.2	読売(論点)	脳死と臓器移植立法
1994(H6)	3.10	読売(論点)	臓器移植法三つの提案
1997(H9)	3.19	朝日(論壇)	未解決の問題残る臓器移植法案
	4.4	産経(正論)	「臓器移植」法案の成立は当然、「あげる人と受ける人」の自由意志
	4.8	朝日	臓器移植法案を考える
	4.19	日経	臓器移植実施のために必要な条件
	4.22	朝日	改めて問う移植法の意味
	4.25	日経	参院は臓器移植の条件で議論つくせ
		朝日	参院は移植法案で真価を示せ
		毎日	命を考える、重い問いかけに向き合え、医師は真実を語れ
		読売	「脳死」移植へ衆院の扉が開いた
	5.7	朝日(解説)	脳死の社会的受容は不十分
		朝日(論壇)	基準を決めるのは国会か
	5.14	産経(正論)	「脳死」では国民的混乱を招く、「脳終」か「脳の死」が適切
	5.16	読売(論点)	移植法案が問うもの
	5.28	産経(正論)	重ねて「臓器移植は必要だ」、「脳死・提供」は現場の選択に
	6.18	朝日	移植医療は公開・公正を貫け
		読売	一歩前進の脳死移植に残る課題
		毎日	道は開けても課題は山積み
	7.11	朝日(論壇)	文明の方向性問う臓器移植
	7.21	産経(正論)	制約多い臓器移植法、本来、脳死と移植は別問題
	7.25	朝日(解説)	「2つの死」に悩む救急医
	9.25	朝日	脳死判定で混乱が心配だ
	10.16	朝日	脳死移植が可能になった
		読売	万全の脳死移植体制を築け
		産経(主張)	臓器移植法、普及急がれる意思カード

14 「脳死」のメモ

（一九八三年九月）

最近、しきりにテレビや新聞で脳死関係のニュースが報ぜられている。多くの脳神経外科医にとっては余り興味がないかもしれないが、一般にはかなり注目されているようである。とくに臓器移植関係の人々にとっては、今のところ脳死の問題が最大の課題となっている。この際、脳死研究の昔話をしてみるのも無駄ではないと考えた。

一九五〇―五五年（昭和二五―三〇年）頃は脳外科病棟で脳ヘルニアによる呼吸停止が起これば、受持医は直ちに患者にまたがって人工呼吸を行ったものである。当時はいまだステロイドもマニトールもなく、わずかに脳室穿刺による髄液排除か、五〇パーセント・ブドウ糖液の静注程度の治療法しかなく、蘇生はおろか短時間で血圧も降下し、心停止・死亡してしまったものである。ときには一晩に三人の患者に人工呼吸をしたり、数時間の人工呼吸で医者のほうがヘトヘトになってしまうこともあった。

しかしまもなく気管内麻酔が応用されはじめ、たとえ呼吸停止が起こっても直ちに挿管して手動ではあるがかなり長時間人工呼吸が続けられるようになった。そしてときには動物実験用の人工呼吸器を使って二昼夜位にわたって人工呼吸を続けたこともあった。もっとも呼吸器のモーターが加熱し、氷嚢を当てたようなことも覚えている。当時われわれはこのような状態を「中枢死」とか「脳髄死」と呼んでいたが、脳の機能が完全に停止してもなお数時間から一―二日間位は心拍動が残ることを実際に経験していた。

一九六七年一二月三日、南アフリカにおいてBarnardによる世界最初の心臓移植が行われた。そして翌一九六八年四月二五日、第九回日本神経学会総会が新潟市で開催された。その帰途、筆者は車中で阪大の陣内教授から臓器提供者としては脳外科でしばしば経験する脳死症例が最適なことを承った。その際、筆者は脳死の判定法として脳波所見がどの位役に立つものかを検討する必要性を感じた。そのため帰京すると直ちに過去の自験例について、臨床症状と脳波記録の対比を始めた。

筆者が虎の門病院に赴任し脳神経外科の診療を開始したのは一九五八年九月であるが、臨床生理検査室の協力によって、多数例の脳波記録が残っていた。そして主として小田正治博士（現国立横浜病院脳神経外科医長）の努力により、開設以来十年間に遭遇した脳死あるいは脳死に近い状態に陥った多くの症例の中から、各種の生命徴候や神経症状を含めて脳波記録を詳細に追跡しえた二〇例を集めることができた。その結果、死亡した一七例では脳波の消失から心停止までの時間は最短四五分、最長一〇日間であった。しかしその中の三例では脳波活動の一時的な復活が認められた。そしてたとえ脳波が消失しても呼吸運動をはじめ何らかの脳幹機能が残存しているような場合には、脳波の復活が期待できることを知った。なお蘇生した残りの三症例では、脳波消失時間はいずれも一時間以内であった。したがって脳死の判定にあたっては脳波所見はあくまでも補助的に利用すべきものと考えた。

このような結果を当時折々病院に取材にきていた文部省詰めの産経新聞兼子昭一郎記者（現編集委員）にも話す機会があった。そして同年八月八日、札幌医大でわが国最初の心臓移植が行われた。ちなみに八月五日には厚生省に臓器移植法案制定準備委員会（のちの臓器移植法案研究会）（陣内委員長）が発足している。そして八月一〇日、産経新聞朝刊社会面のトップに〝脳波の消失は「死」か〟とのタイトルで、脳波のみで軽々しく脳死の判定をすることを批判した記事が載った。その頃は他紙は揃って和田移植の輝かしい成功のニュースを報道しているばかりであったが。ちなみに一九六五年には脳波異常の分類法として広く利用されている Hockaday ら（ＭＧＨ）の論文が出ているし、脳死問題にいち早く取組んだ Harvard 大学の判定基準が報告されたのは一九六八年八月である。

まもなく一〇月二日、新潟市で開かれた第一七回日本脳波学会総会では、われわれは「脳波消失の意義」と題して上述の研究結果を発表した。またこの際に日本脳波学会では一九名の委員よりなる「脳死と脳波に関する委員会（委員長故時実教授、副委員長植木教授）」をスタートさせた。そして早くも脳死の定義を制定したが、これは当時マスコミからは「新潟宣言」と呼ばれていた。以後、この委員会に二つの小委員会が設けられ、それぞれ活発な活動を続け、最終的には植木教授により一九七三年一〇月、東京で開催された国際脳神経外科学会総会において結論が発表された。これが広く世界にわが国の判定基準として知られているものである。

筆者自身はこの基準を今日まで実際に利用し、臨床面では全く不都合はなかった。しかし最近、脳死の問題が再燃しはじめると、この基準や「脳死＝死」とする考え方などに対する種々の疑問も提起されるようになった。しかしこれらの大部分は一九六八年当時しきりに論ぜられたことの蒸し返しにすぎないが、新しい問題点もいくつかある。その第一点は対象例の範囲の差によるもので、医師の間でもしばしば誤解がある。第二点は調査対象の症例数の問題である。脳死委員会では主要施設に対しアンケート調査を行った結果、合計二二四例を分析しえたが、これは Silverman らの二六五〇例に比べると非常に少ない。しかし後者は二四時間以上平坦脳波を示した症例を二七九人の脳波医から集めたもので、米国の「昏睡と無呼吸例に関する共同研究」でさえ五〇三例を集めているに過ぎない。

もちろんわが国の基準以外にも諸外国の基準が種々発表されているので、これらを用いても正確に脳死の判定はできるはずである。最近の主なものを挙げても例えば米国では President's Commission によって「死の判定のガイドライン」が作られている（一九八一）。またすでに三一州とワシントンD.C.において脳死に関する法律が制定されている。英国では Health Departments を代表する委員会から「移植臓器の摘出に関する実施規制」が発表されている（一九七九）。また〝脳幹死のＡＢＣ〟と題する解説が Br.Med.J.に連載された（一九八二）。西ドイツでも Bundesärztekammer によって「脳死プロトコール」が作成されている（一九八二）。わが国でもまず脳神経外科医の手により先の基準案を見直し、医師会や厚生省などにおける判断の基礎を作る必要があるように思われる。

〈対　談〉

15 脳死をめぐって —— 死の判定はどう変わるか

（一九八三年一〇月）

出席者（発言順）
医事評論家　水　野　　肇
杏林大学医学部長　竹　内　一　夫

◆脳死概念の発端

水野　最初に、脳死の問題がどういうかっこうで出てきていまのようなことになってきたかといういきさつをちょっとご説明いただけませんか。

竹内　心臓移植が始まったのがいまから十五年くらい前ですが、心臓移植よりも前にわれわれはいまの脳死に近い概念をすでにもっていました。それはなぜかというと、脳外科の患者さんは脳に病気があるわけです。その治療をしていくうちについに呼吸が止まり、意識不明、昏睡状態になる。そういうときにはひところは人工呼吸を手動でしていたわけです。手動の人工呼吸も一〇分、二〇分ではなくて、一時間も二時間もすることがあったわけですが、その間は心臓は動いている。だけど、そういう人工呼吸ですと不完全で、血圧が下がりついに患者さんが亡くなるということになった。やがて人工呼吸器が出てきますと、これは麻酔学の進歩と非常に関係が深いわけですが、人工呼吸は機械がやってくれる。ですから、呼吸が止まってしまった患者さんに人工呼吸器を使えば、何日かは心臓は動いている、いわゆる生きている状態が続いた。われわれはそれを「中枢死」という言葉で呼んでいました。あるいは「脳死」という言葉も出ていたかもしれません。ところが、結局は患者さんは亡くなるということで終わってしまうわけです。

もう一つの脳死の概念の歴史については、脳波計が患者さんにどんどん使われるようになったことと関係があって、ちょうど二五年くらい前になるわけです。ですから、心臓移植より一〇年前ですが、そのころにある患者さんの脳波をとったところ脳波が消えてしまった。ということは、脳が死んでしまったと当時は考えたわけです。しかし、心臓は動いていたという事実が最初に報告されたわけです。

このように、脳外科医は、脳死、中枢死という概念とは、非常に重篤な患者さんが死ぬ前の状態であるという考えをもっていたわけですが、心臓移植が始まると、心臓をとる、いわゆる臓器提供者としてそのような患者さんが利用されるということがわかってきたわけです。そうすると、脳が死んでしまった患者さんは助からないという状態であるが、動いている心臓をとってしまうことが果たして生きる可能性がある人を殺してしまうことにつながらないかという疑義が出て、その後すぐアメリカのハーバード大学に特別委員会ができたわけです。日本も、ちょうどバーナード博士の心臓移植から十ヵ月目くらいに当時の脳波学会でそういうことを諮ったわけです。

水野　時実利彦先生がまだご存命のころですね。

竹内　時実先生が委員長で、二〇人ばかりの委員でスタートしたわけです。学問的によく検討して最初は脳死とはどういう状態を言うのかという定義づけ、そして、脳死になったと予測される場合にどういう検査をすれば脳死と言えるか、その二つの仕事をやったわけです。その最終的な答えがまとまったのが一九七四年ですから、いまから八年ばかり前です。脳死の認定基準というものが一応出されて、外国でも、アメリカを含めて独自の基準案をみんな出したわけです。それらを見ると大同小異で、ほとんど同じことを言っています。それでずっときたわけですが、最近日本でそういうことが再び取り上げられたと同じように、外国でもかなり進んだ形で脳死の認定基準が公に認められるようになった、というのがこれまでの経緯です。

◈脳死の判定基準をめぐって

水野　一九七四年にまとまったものはアウトラインはどういうことだったのですか。

竹内　内容は最初にわれわれがつくったものとほとんど差がないのですが、いずれにしても、脳死の認定をするためには生命徴候――いわゆるバイタルサイン、神経症状、脳波所見というものが中心になるわけです。それらが織り込まれた案が出ました。

もう一つは、そういう基準をつくるときに必ず問題になるのは時間の要素です。脳死状態になったらすぐ脳死と言えるか、どのくらい待つのかということで、最初は二四時間というのがハーバード大学の基準でしたが、日本の最終の基準案では六時間ということです。非常に短いのでは三〇分というのもあります。

水野　ドイツがそうですね。

竹内　ええ。ところが、日本の基準案でも前提条件があるわけです。脳死になるのは、脳そのものにプライマリな重大な障害があるものと、たとえば一酸化炭素中毒、窒息、薬物中毒などもみんな入るわけです。それから、心臓が一時的に止まってしまってまた蘇生したというような脳の無酸素状態、そういうようなものによる脳の二次的な変化と二つに分けるわけですが、日本の基準は前者だけなのです。ですから、対象例が限られてくる。脳卒中、脳の外傷が日本の場合には主な対象例になるわけです。したがって、初めから何らかの病気があって、それがだんだん悪くなってきてても救えないということで、六時間という時間で十分だと判断したわけです。

水野　一九七四年の決定と現在とはどこか違うわけですか。

竹内　一九七四年に出たのが日本脳波学会の委員会でつくった案ということで、それ以後誰も基準案を別につくったということはないのですが、もちろん日本の脳波学会の基準案を使わなければいけないということはないわけです。ですから、ご自分で基準案を考えて、使っている人もいるかもしれない。ある人はドイツの基準案を使ってるかもしれない、ということはあるのではないかと思います。

水野　私の記憶では、ドイツでは、脳波がフラットになれば戻らぬということをかなり主張した論文が多かったような印象があるのですが、それに対して、先生もそうだったと思うし、時実先生もそうだったのかもしれませんが、脳波がフラットになっても戻ることがある、ごくわずかな例だが、そういう経験もあるという話がちょっと出ていたように思うのですが、その点はどうなのですか。

竹内　それは、脳波がフラットになって、フラットになった状態がどのくらい続くかに関係するわけです。脳波というのは大脳半球の電気的活動を反映するわけですから、脳波がフラットになるということは大脳半球の機能が損われたと言えるわけですが、脳死というのは脳幹を含めた全体の脳の死ということで、脳波がフラットになっても脳幹が生きていることはあり得るわけです。アメリカの大統領委員会のもとになった調査資料では、約五〇〇例の中に、脳波が消えてしまったのに生き返った例が実際にありました。二例か三例だったと思うのですが、それらをよく調べてみると薬物中毒なのです。ですから、そういう例では脳波がフラットになったというだけで脳死というようなことは非常に危険だ。脳波だけで脳死ということはよくないことは常識的に理解できるのですが、日本では薬物中毒などは初めから除外例になっていますから、そういう危険はないわけです。大まかな言い方をすれば、脳波が平らになって、その状態が一時間続けばその人はまず助からない、脳死であると言っていいわけですが、ただ、睡眠薬中毒などという場合に、また何時間か後に脳波が出てくる可能性が皆無ではないということです。したがって、脳波だけで言うのはやはり……。

水野　若干危険があると。いまの脳波では脳幹は測れないのでしょう。

竹内　脳幹の電気活動を測る別な方法があるのです。

水野　どういう方法なのですか。

竹内　誘発電位です。たとえば、非常に微量ですが、脳幹に電気的活動が起こっているのをコンピュータを使って一〇〇回くらい加算すると、本当に電気が起きていれば、それがキャッチできるということです。ただ、何せ相手が生きるか死ぬかの患者さんですから、めんどうな検査はあまり好ましくないことになるわけです。せいぜい臨床的に使えるのは脳波くらいまでということになるわけです。

脳波の話のついでに申し上げますと、脳波がなければ脳死と診断できないかというと、これは必ずしもそうではなくて、さっきの生命徴候と神経学的な所見でほぼ確実に脳死と言える、脳波は補助手段だと考えたほうが、脳波の役割を示すのに的確だろうと思うのです。

水野　そのほうがリーズナブルなわけですね。

竹内　当初には脳波計が壊れていて出るはずの脳波が出なかったというような場合に、脳死ではないのに脳波が出ないということで脳死だと言われてはかなわないという意見があったわけです。しかし、それ以外の生命徴候、神経症状というもので十分チェックができるわけです。

水野　神経徴候は具体的にはどういうふうにチェックするのですか。

竹内　これは、いわゆる臨床神経学のきわめて基本的なもので、主として反射の検査なのです。反射といえば、一番ポピュラーなのは膝蓋腱反射ということになるわけですが、その他にも実にたくさんの反射の検査があります。ただ脊髄レベルで出てくる反射というのはまだ残っていることもあるわけです。脳に行かなくても、反射回路で脊髄で戻ってくるような反射は、脳が死んでても脊髄が生きていれば出るわけです。ですから、われわれは主として脳幹反射を調べるわけです。脳幹を経由する反射回路のなかで一番ポピュラーなのは瞳孔の対光反射です。それから睫毛反射、角膜反射、あるいは咽頭反射――喉に刺激を加えるとせき込むというもの、あるいは目の上の三叉神経の第一枝は押すと非常に痛いのです。これも脳幹まで行って戻ってくる反射ですから、これを強く圧迫することなども一つの検査法です。

水野　他にはどういうことをやるわけですか。

竹内　いまの認定基準の、第一の項目に深昏睡というのがあります。これは字のとおり、非常に深い意識障害ということで、つねったり、叩いたりしても反応がない。ハーバード大学で最初に「無反応」という言葉を使ったわけですが、あらゆる外的な刺激に対して反応がないということです。

もう一つ非常に重要なことは、自発呼吸がないということです。したがって、脳死かどうかを議論する場合には、その患者さんは人工呼吸のもとに呼吸をしているというのが前提条件です。呼吸中枢が脳幹にあるわけですから、呼吸運動がないということは、脳幹がやられていることになるわけで、これが基準の一つになるわけです。それに、日本の基準の特色として、血圧が下がること、しかも急激に下がるという条件が入っています。これは外国にはないもので、日本の基準が厳しいと言われる一つの理由です。これは最高血圧がもともとの血圧の半分以下に下がるということです。ですから一二〇mmHgの人が六〇mmHgという値に下がる、あるいはそれ以下に突然下がる、その下がったときが大体脳死になった時間（時期）だというふうにしているのです。

水野　実際にはどれくらいの時間を見るわけですか。

竹内　われわれが脳死だというためには、日本の基準にのっとれば、そういう条件を満足するようになってから最低六時間たって脳死が決定的だということになるわけです。

◆移植と脳死は本来別の事柄

水野　それは、少なくとも脳外科とか大脳生理学から見て不可逆的であることは十分に言えるわけですね。

私たちが三等席の外野から医療を見ていて思うことの一つは次のようなことです。怒られるかもわかりませんが、たとえば腎移植などをやっている医師と話をしていますと、時々アメリカから送られてくる脳死で摘出した腎臓のことが話題になりますが、「これはやっぱり水野君、生きがええぞ。日本でいろいろなところで提供された腎臓というのははっきり言って生きが悪い。すし屋でエビのおどりというのを食うやろ。あれとゆがいたエビほどの違いがある」と言うわけです(笑)。そこで、そういうことが実際にあるのかどうかという問題が一つあります。

もう一つは、個人的な意見を言わせてもらえば、脳死については、竹内先生のおっしゃる意見とまったく同じなのですが、脳死という問題は、つまり生きのいい臓器をとるための手段なのか、そうではなくて、死に対する一つの科学的な判断であるのか、そこの違いを明確にしないと国民に対する影響がいろいろあるのではないかと思うのですが。

竹内　われわれ脳外科医にとっては、自分の受持患者が脳死という状態になってしまうことは、好むと好まざるとにかかわらず、実際にあるわけです。脳死になるということは、われわれの治療手段の効果がなくて救えなかったと。もちろん心臓が動いているうちは、その時点で亡くなったということは言わないにしても、われわれが救命できなかったということになるわけで、ただそれだけのことなのです。やがて心臓がとまって、ご臨終ということになるわけですが、気持のうえでは、脳死と判断したときに「ご臨終です」と言っているかもしれない。家族から聞かれれば、「もう助かりません。数日後には必ず心臓も止まりますよ」と言うわけです。ですから、自分の治療している患者さんが亡くなったと同じ気持になるだけの話なのです。ところが、そういう状態で、心臓が動いている間に臓器提供者として臓器をもらうとか、もらわぬとかいうことは、われわれとはまったく直接の関係はないわけです。しかし、二番目のご質問のように、脳死の状態で心臓や腎臓を摘出すれば「生き」がいいに決まっているわけです。それはなぜかというと、脳死というのは別の言葉で言うと、「生きた体に死んだ脳」(dead brain in a living body) という表現があるわけで、脳は死んでるが、他の臓器は生きているのです。生きている生身の状態で臓器を摘出するわけですから、絶対にいいはずなのです。心臓が止まってしまってから摘出するのでは、いくら新鮮といってもやはり死んだ状態であるということですね。ですから、おっしゃるとおりなのですが、そこは混乱がないように、われわれ脳外科医は何も脳死をつくりたくてつくっているわけではない。もっと極端な言い方をすれば、われわれの治療が非常に進歩して、どんな重症の脳の疾患の人でも助けられることになれば脳死はなくなってしまうわけです。そうなれば、脳死の人から腎臓をもらう、心臓をもらうという話もなくなってしまうわけです。ところが、残念ながら現代の医学の力では、重症の脳の疾患の場合は救い得ないことがままあるわけです。それがもう脳死状態に移行することは避けられないわけです。

水野　われわれが脳死という問題を論議するのは、要するに死の判定の一部の問題であるということと、先ほど申し上げた、臓器移植をやっている方々の感覚から言う生きがいいとか悪いとかいう問題とは本来別の問題であることを明確にする必要があるためであるような気がするのです。つまり、臓器移植をする側の人から言えば、やはり生きがいいのをいただいたほうが患者が助かるのだということとは別の問題提起になると、そういう手続が要るような気がするのです。

竹内　そのとおりだと思いますね。ですから、立場が違うわけで、われわれは提供者になり得る人を受持患者として治療しているわけです。ところが、臓器移植する医師たちは腎臓とか心臓が欲しくてしようがないという患者さんを治療しているわけです。その患者さんを救わんとするためにどうしても目が脳死患者に向いてくるというのは決して悪いことではない。医の本質から言えば、自分の患者を助けるということですから、人工臓器がまだ頼りないものであるとすれば、もらいたいということになる。それはいけないということはないと思うのですが、なかなか立場をかえて見ることができませんからね。

水野 ちょっと大げさに言えば、やはりそこに誤解があると思うのです。つまり、脳死を言うというのは、要はそちら側に提供しやすいようにするために言うというように。

竹内 その点は、影響するとかしないとかいうことと関係なく、われわれの患者さんの中には残念ながら脳死になってしまう人が出てくるという、ただそれだけの話なのです。われわれが脳死を宣言するということは臓器をとってくださいということを意識して言っているわけではなくて、患者さんの状態を正しく家族に伝えるという意味で、残念ながら脳死になってしまわれたということをお話するだけなのです。

◆心臓死と脳死とのズレ

水野 私たちはそれでよく理解できるわけです。ただ、一般の人がそういうふうにきっちり分けて理解できるかどうか。

かつてこういうことが言われたわけです。ある人が死んだということを判定するためには、心臓の停止、呼吸の停止、瞳孔反射の停止の三つの停止があって初めて死であると。ところが、今日の最先端の医学では、当然脳死をもって死だと言うべきではないかと思うのです。というのは、人間の一番中心部は誰が何と言っても脳なのです。ですから、たとえば脳の移植は本当は人間としてあり得ないことではないかと考えるのです。つまり、脳を移植すれば移植された側の人間のものになるのではないかという気がするのです。

竹内　まさしくそのとおりなのです。ただ、いまおっしゃったように、われわれは脳死はもちろん助けられない。ですから脳死になったら脳の移植以外に助ける方法はないわけですが、脳死にならないようにあらゆる努力をするわけです。しかし、脳死になってしまったら、これは死だとみんな考えるかというと、もちろんやがて心臓が止まるということは言えても、死だと思わない人もいるのです。いわゆる戸籍面で死亡扱いにするという意味でね。私自身は脳死になった人はすべて死だと言えるかというと、そうではない。やはり考え方が一人一人みんな違いますから、心臓が動いていても脳死になれば死だ、生きている人間とは考えられないという人もいれば、逆に、心臓が動いている、体をさわってみれば温かいという状態なら、とても死人とは考えられないという人もいるわけです。ですから、それを全部統一しなければいけないということはないのではないかという気もするのです。

水野　先ほど話に出た時実利彦先生は、人間の死は医者が決めるものではなくて、民族、もっと極端に言えば個人が決めるべきものなのではないかとよくおっしゃっていました。医者は医学的見地から死んでるか死んでないかを判定するだけでいいのだとね。

竹内　それは時実先生のフィロソフィーということになるわけです。

水野　確かに哲学でしょうね。

竹内　そういう考えの人は他にもたくさんいるのではないかと思うのです。

水野　先頃脳死をめぐるシンポジウムがありましたが、私は、主催者である桑原安治教授（日本臓器移植学会理事長）から「シンポジウムをやりたいのだけど、おまえ協力せい」と言われたときにおおいに賛成したわけです。賛成した第一の理由は、つまり現代の社会ではそういう問題は本来医者が決めればいいことではあるが、やはり社会のコンセンサスというものがある程度要る時代になっているという意味で、私はそういう討議は一度ではなくて何度もいろいろなバリエーションをつけて重ねられたほうがいいのではないかと申し上げた。私はいまでもそう思っているわけです。つまり、社会のコンセンサスというか、国民の理解といいますか、死の問題をめぐってはそういうものが要るような気が、個人的にはするわけです。その点はどうですか。先生は医療者側で決めたらいいことだとお考えですか。それとも、コンセンサスがあるほうがいいとお考えですか。

◆コンセンサスをどう得るか

竹内　コンセンサスもいささか問題がありまして、次のようなエピソードがあります。ある人がスイスで脳死になったのです。そして日本から家族が駆けつけたわけです。そのときは人工呼吸器がつけられてその人の心臓は確かに動いていたわけですが、スイスのルールでは二四時間人工呼吸器で治療して改善しない場合は打ち切るということなのだそうです。家族の方は心臓が動いている間は人工呼吸器を動かして生かしておいてほしかったと思われたが、その意思に反して、大方のコンセンサスが得られている二四時間で人工呼吸器が止められてしまったわけです。ですから、コンセンサスが得られたからといって果たしてそれでいいのか。脳死を死と認めるという結論が出た場合に、認めないと思っていた人が非常に困ることもあるし、逆に脳死を死と認めないとすれば、腎臓移植は死体腎がありますからできるかもしれないが、心臓移植はできないことになるわけですね。こういう問題を法律でどうこうするのはなかなか難しいのではないかということがありますね。

水野　先生のお話を聞いてると非常によくわかるのですが、国民の間に誤解もあるのですね。

竹内　誤解の多い点では大変なものですね。

水野　ジャーナリズムなどにも非常に誤解はありますよ。ただ私は、誤解に関連してですが、こういう問題もあるように思うのです。つまり、医師が社会的に信用度がきわめて高くて、誰でも医者の言うことはまことにそのとおりと思っている場合と、医師に不信感をもっている場合とでは、こういう問題を俎上にのせて議論する場合にかなり受けとめ方が違うのではないかと思うのです。現代の社会を見ると、医師を一〇〇パーセント信頼している社会とは必ずしも思えないのですね、非常に残念なことですけど。本来は、医師を一〇〇パーセント信頼できる社会のほうが幸せな社会ではないかと、私は個人的には思ってますが、現実は必ずしもそうではない。そこで、やはりコンセンサスの問題がどうしても出てくると思うのです。

竹内　死亡診断書というのがありますね。これは医師しか書けないわけです。総理大臣であろうと、どんなお偉方であろうと書けない。そうすると、少なくとも死亡診断書を書くという権限は医者のみに与えられている。それも、やがて医者に任せておけば危ないということになるかもしれない。なぜかというと、これは本当にまれだが、棺桶に中に入れてから蘇生して動き出したという話がなきにしもあらずということです。これは日本だけではなくて、外国でも例があります。一方、医者に誤診はつきものだという印象も、皆さん一般にはあるわけです。そうすると、脳死というものは診断の一つに違いないから、間違ってるのではないかということが当然あり得ると思うのです。医師不信と同時に、医者に誤診はつきもの、どんな名医でも誤診するということですね。だから、そういう不信感をぬぐうのは大変難しいことです。ただ私は、こと脳死に関する限りは誤診はあってはならないし、実際にあり得ないのではないかという気がするのです。ちゃんとやればですね。

水野　こういう話があるのですよ。ある自民党の大物――現在も閣僚をしているある人――、のところへ移植学会の連中が関連の法律の改正要望を持っていったのだそうです。そうしたら、その人から「いや、もしここにお見えになってられる先生方だけにこれを適用せいと言われるなら、私はあしたでも内閣法制局に言って運動します。だけど、ほかの医者もやるのだということになると話は別ですよ」と言われて、みんなが頭を抱えて引き下がったという話があるのです。私は、そういうところはあると思うのです。たとえば、私自身は竹内先生とは時実先生のいらしたころからおつき合いいただいていますから、人間関係もあるし、私も学者として尊敬をしているわけです。たとえば、私が脳死になったとします。脳死になってるから意識はないわけだけど、もしも竹内先生が「おい水野君、やっぱりこれは脳死だ」という判断を示されたら、私はまことにそうだと思うし、それで死んだことについて何にも思わないですね。だけど、ほかの、私の聞いたことのないような方で、しかも脳外科の専門医でない人から「あなたは脳死です」と言われたなら、意識がないから何にも言えぬが、もし少しでも意識が残っていたとすれば、私は「竹内先生を呼んでくれ」と言うと思う。私はその問題があると思うのです。極論かもしれぬけど。

竹内　たとえば、眼科医が、「あんた、胃がんです」ともし言ったとします。そうすれば、やはり不安になるのは当然だろうと思うのです。ですから、極端なことを言えば脳死を判定する専門医がいれば一番安心できるわけです。たとえば、胃がんの診断をするのは当然消化器内科医、消化器外科医ということになるわけですからね。

水野　個人的なご意見で結構ですが、脳死を判定する医師は、たとえばある種の専門医としての資格が要るとお考えになりますか。それとも、医者なら大丈夫だとお考えですか。

竹内　理想的には、あらゆる医者が死の判定をして死亡診断書を書けるのだから、脳死も本当は全医師にやってもらいたいところですが、もともと人工呼吸器がなければ脳死の判断はしないで済んでしまうわけです。人工呼吸をしなければ、その患者さんは数分以内で死んでしまうわけですから、脳死の判断をするのは人工呼吸器があるような施設で働いているお医者さんということになるでしょうし、神経症状を自信をもって判断できる人ということになると、神経関係の専門医のほうがいいということになるわけです。ですから、脳死を診断するための専門医というのではなくて、神経関係の専門医はとりあえず脳死の判定をするのに一番都合がいいというようになるのではないでしょうか。

水野　ということは、率直に言えば誰でもできるというわけではないわけですね。

竹内　理想的には、私は誰でも脳死の判断くらいはしてほしいと思うのです。要するに、国家試験に受かった医師、免許証を持っている人という意味ですね。というのは、いまの認定基準などはみんな学校で教わることですからね、一つ一つの項目はね。

◆医師不信というけれど

水野　だけど、そこのところがものすごく難しい問題なのですね。現在の医師法では、医師はライセンスを持てば一〇〇パーセント、ライセンスがなければ〇パーセントということはよく理解してますし、わかってるつもりですが、それでは実際にこれだけ細かく分化した医学オールラウンドについて、ライセンスがあるだけでカバーしきれるのかというと、ものすごく難しいと思うのです。そこから考えますと、医師に対する信頼感みたいなものがものすごく国民の側からある場合はいいのですが、ライセンスのある医者である亭主がライセンスのある女医である女房を殺すというような事件が起こると、あくまでもこれは刑事事件で医療問題ではないと私自身は思いますが、世間はやはり医療問題だというとらえ方をするのです。つまり、そういうやつが医者になっとるのかという言い方になる。今後あの医者の出た医大の卒業生には見てもらいたくないというような話になる。しかし、それはきわめてよくない考え方だと私は言うわけですよ、マスコミに対しても、そういう人に対してもね。だけど、今日の社会状態ではなかなかそれが理解してもらえない。もちろんこれは、マスコミが大きく取り上げているという問題もあるかもしれない。連日のごとく、火葬場で骨の間から鉗子が出てきたというようなことが出てくると、最終的には誰が一番迷惑しているかというと、実は医者が迷惑していると思うのですよ。

竹内　たとえば、脳死の診断を医者に任せられない、なぜならば、医者はいいかげんなのが多いからだと。

水野　診断書を書きかえるやつがいるからというわけですね。

竹内　「なぜ医者がいいかげんだ」と聞いたら、「新聞紙上で報じられる事件のうちで悪い医者のことが非常に多い」というわけです。私はくやしいので、反論をするわけです。「最近裁判官も悪いことしたことがあるし、警察官も悪いことしているようだし、職業に関係ないのではないですか」と。そうするとその人は、「要するに人間はみんな悪いことをするということですね」と言って逃げてしまったわけです。一方では、一日に恐らく何千、何万件という手術、診療行為が行われているわけで、まだまだ医者に対する信頼があるだろうと思うのです。しかし、氷山の一角的な、ちょっと悪いことが出るとすべての医者はだめだと言われる。医者のやる行為すべてがみんな色めがねで見られることになるわけですね。

水野 だから、私はそれが重大な問題だと思うのです。実は、NHKラジオで『時の話題』という放送を担当しているのですが、そこでそれを言ったのです。要するに、国民の受けとめ方と医者の受けとめ方とではかなり距離があるわけです。基本的に医師と患者の人間関係というのは、診療の場合にはむろんのこと、それ以外ももっとないといけない。だんだん溝が深くなるような事件が出てくるところに問題があるという話をしたわけですが、私は、その溝が埋まることこそが医療の荒廃を救う道だと思っているのです。私は、そういう新聞に出る先生というのはきわめてわずかで、たとえば教員が教え子を暴行したというものと同じ程度にしかないと思うのです。そういうケースもまた絶無ではないわけです。けれども、世間の受けとめ方の中にもう一つ問題があるのは、一般に医者はひどくもうけているという反感があるということです。医師の側はそうは思わない。一所懸命仕事をして、結果として収入が多かった、何が悪いか、税金も払っとるという話になるのですね。そこら辺の問題をも言い出すとズレが大きくなるばかりですが……。

きょうのテーマになっている脳死というものについては、もし脳死についてまったく何も知らぬ人がとやかく言うとすれば、本当に脳が死んだら人間は死んだのかとまず言うと思います。それについての説明は竹内先生のお話でわかると思うのです。それでは、すべての医師が竹内先生と同じほど信頼できるのかということを次に言うと思うのです。そこをどうやって埋めていくかということも考えないとならないのが現代社会の難しいところではないかという気がするのです。だけど、私は個人的な意見では先生のご意見に一二〇パーセント賛成です。私がもし先生の立場なら多分そう言うと思うし、やりますが、ただ、いま具体的な方法としてその問題を解決する方法は、一つはどういう形で社会とのコンセンサスをとるかということ、もう一つは、移植によって人が救われるというヒューマニズムをもうちょっときっちりした形で情報提供することではないかと思うのです。

◆理解のギャップを埋めるのは情報を提供しつづけること

水野　私が以前、遺伝子組み換えを取材して一番感じたのはそれなのです。遺伝子組み換えをやっている生物学者を国民は全然信用しておらぬわけですよ。いつとんでもない、考えられないような生物が出るかもわからぬということだけを頭に描いておる。しかし、そんな微妙なものができることは、実際問題としてそこまでまだ技術が発達していないから、ない。しかしそれは、われわれが言ったところでとてもじゃないがなかなか理解できない。しかし、それは逆に言うと、つまり、そういう問題についての情報提供が非常に少ないということでもあるのです。だから、私はきょうのお話し合いの結論としては、脳死に限らないが、医学についての情報はできるだけいろいろな形で、もっと頻繁にわかりやすく提供されることが問題解決への近道ではないかと考えるのです。

竹内　国民大衆ということになりますと、みんなの考え方、知識レベルの差があるわけです。こういう事柄は、野球選手や横綱、大関のような形で知ってもらうことは無理だと思うのです。私が常々考えているのは、少なくとも脳の重大な疾患の場合に脳死という状態があるのだ、それは正しく判断できるのだ。たとえば私の患者さんが脳死になった場合に、「残念ながら脳死になりました」と言ったら、その患者さんの家族は私を信頼して、まず脳死という状態になったことを一〇〇パーセント認める。そこで次に、患者さんを臓器移植の提供者としていただけるかどうかという話を出した場合、「人のお役に立つのならば差し上げましょう」と言ってその臓器提供が成り立ち、しかも、もらった人が助かって長生きできるということならば、これは法律以前の問題ではないかという気がするのです。当事者たち——要するに、脳疾患を治療した医者、脳死になった患者、提供した家族、移植をした医者、もらった患者さんおよび家族という関係者だけがすべて了解して事が進むのならば、それを外野からとやかく言うことはあまりよくないのではないかという気がするのです。それを、脳死状態で腎臓とった、心臓をとったのはけしからぬ、自分の主義に反するといって文句を言う人はその主義を貫けばいいのではないかと思うのです。しかし、そうではないという考えの人はそれでいいのではないかという気がします。全国的にそれをまとめてしまうというか、コンセンサスを得るというのはなかなか難しいのではないかという気がするのです。イエスの場合でも、ノーの場合でも。

水野　いま先生のおっしゃったのは、国民が大人か子どもかという違いだと思うのです。大人なら先生のおっしゃる感覚ですよ。ただ、こういう問題もあるのです。別に反論するわけではないのですが。たとえば、法律学者の中には大変極端な方もいらっしゃって、人間の体が売れるなら全部売ればいいのではないか、葬式代くらい出るからというのです。これは私はちょっとついていけない。つまり、角膜は売れる、心臓も売れる、腎臓も売れる、骨だって、はずせばまあまあいろいろいけると。それぞれ全部価格で設定して、おまえの角膜はそうよくないからいくら、おまえは腎臓がわりあい丈夫だからいくらということになる。これでは人間の尊厳や生命を臓器のレベルに置き換えていくことになりかねない。そういう極端な議論が支配的になっても困る。竹内先生のおっしゃる、つまり、そういう問題は最終的には個人個人の物の考え方によって決まっていくので、決めたことに対してそう目くじらを立てなさんなというのは非常に賛成なのです。私の人生観はまさにそれなのです。自分と意見の違うやつはたくさんいますよ。それにいちいち議論を挑んで、おまえ、けしからぬと言ったって始まらないわけですよ。それよりは、ああいう考え方もあるか、しかし、おれは違う、それだけでいいではないかと思うのです。

竹内　そういう自由があればですね。全部規制されたのでは、またかなわないということもあるわけです。去年、脳死から腎臓移植というのは二例あったわけです。その二例に対して、私は当事者たちが賛成しておられて大変結構なことだと言ったわけですが、私と同じ考えではなくて、それは大変遺憾なことと思っている人もいるかもしれない。

水野　一億一千万も人がおったら、いろいろな人がいますよ。だけど、いろいろな人がいるという考え方にみんな到達するまでには、たとえば民主主義が成熟するとかいうことと同じ程度の時間がかかるのではないか。社会のコンセンサスを得るためには、当事者はある程度自分たちの考え方をわかってもらうように訴える必要があると思うのです。全然言わずに、おまえらわからぬから悪いのだということでは済まないような気がする。

竹内　日本ではしばらくの間脳死の問題が冬眠状態だったのですね。病院で患者さんが亡くなられますと病理解剖があるわけですが、その剖検率が常に問題になるわけで、だんだん日本でも剖検率が上がってはきているわけです。地域的には違いますが、また考え方とか宗教とか、いろいろあるわけですね。ですから、これを全国的に統一するというのは……。

水野　剖検率一〇〇パーセントというのは不可能でしょう。必ず「わしはいやや」という人が出てくる。だけど、社会の体制としてはいいことではないか。自分が死んでも後の人にプラスになる、基本的に人間というのはそういうものなので、いくら生きたってせいぜい百歳まで生きれば例外になりますね。大体七十代の終わりくらいに死ぬのが大多数ですよ。そこまで生きられれば平均的なので、それと同じように一〇〇パーセントというのは何をしても無理でしょう。だから、いま日本人に必要な別の認識は、つまり、自分の思っていることをとことん通さなければならないということでは世の中は動かないということについての理解ですね。

竹内　そのとおりですね。

水野　これはきょうのテーマと関係ないかもしれませんが、私は最終的には人生は八割は人間関係だという意見なのです。つまり、おれはあいつを気に入らぬと思ってたら、向こうも必ず気に入らぬと思ってますよ。私は気に入らぬと思う人はそうたくさんはないですが、やはりそういうものですよ。たとえば、竹内一夫先生という人を名前を含めて知っているのはいまのところは恐らく何十万でしょう。それが何百万になったとき、もっと言えば何千万になったときには違ってくると思うのです。つまらぬ話かもしれないが、たとえば『窓ぎわのトットちゃん』が四〇〇万部売れたのは、黒柳徹子さんがテレビに出ていたからです。

竹内　そうですね。それは親近感が全然違いますね。

水野　だから、そういうものはある意味ではばかみたいなことかもしれませんが、別の意味から言うと大変人生を決定してる要素としてはあるのですね。そういう意味において、先生のような方ができるだけいろいろなところの機会に顔を出されて、こういうことではないだろうかとおっしゃることはきわめて重要なのではないか。きょう出ていただいたのは、一つにはそういうこともあってお願いしたわけです。

竹内　脳死という問題に関しては、われわれから言えば、非常に神経質になっているわけです。ところが、その辺でタクシーを拾って乗るといった場合に、一応タクシーに命をあずけるわけですね。運転手さんが大丈夫かということに対して不安をもつ人はほとんどいない。飛行機の場合には、最近ああいう墜落問題があったから、もしかするとこのパイロットは大丈夫かなと考える人がいるかもしれないが、そういうことを考える人ですら、空港へおりてからタクシーに乗るときに運転手の顔を見たりして、やめとこうという人はあんまりいないだろう。でも、うっかりするとそのタクシーを選んだがゆえに死ぬということは起こるだろうと思うのです。だから、何かある事柄だけにものすごく神経を使って、他のことに大きな穴があるというのが現代社会の特徴ではないかという気がするのです。

水野　それはおっしゃるとおりですね。私も、そういうことをしばしばいろいろなケースで思うわけです。

では、この辺にしておきますか。どうもありがとうございました。

16 脳死、その問題点

（一九八四年四月）

わが国で脳死の問題が再燃しはじめてから、すでに二年余り経過した。その間、医学界でも一般社会でもしばしばこの問題がとりあげられ、前回の Barnard 教授や和田教授による心臓移植が行われた当時とは格段の差がある。その主な理由は、移植医学が著しく進歩し、成績も向上し、より新鮮な臓器を要求するようになったことによると思われる。また、英・米・独などの医学先進国では、今日まで継続的に脳死の問題が検討され、最近にはいずれも医師会や政府レベルの公的な判定基準まで作られるに至ったことも一因であろう。

このように、脳死の研究は移植医学と密接な関係があることは確かであるが、われわれ脳神経外科領域ではそれと全く関係なく、好むと好まざるとにかかわらず、脳死問題に直面している。とくに蘇生の可能性が全くない脳死症例に対する医療行為が見直されるようになったことも事実である。すなわち当教室の調査では、全死亡例の四〇パーセントが脳死を経過していることが判明した。ただし、全科を通じてみた場合にはその頻度はなお低く、医療先進国ですら全死亡例の一パーセント程度が脳死を経ているにすぎない。また原因疾患としては、くも膜下出血や脳出血などの脳血管障害がもっとも多く六〇パーセントを占めている。次いで頭部外傷が三〇パーセントで、急性硬膜下血腫や脳挫傷が大部分である。なお残りの一〇パーセントは脳腫瘍である。

脳神経外科の特殊性から、われわれの取り扱う脳死例はほとんど上述のごとき脳の一次性病変に限られているが、実際にはほぼ同数の二次性脳障害による脳死例が経験されている。すなわち心筋梗塞などによる一過性の心停止や、窒息などによる脳アノキシアに対する心肺蘇生術後に、しばしば脳死状態がみられる。このように脳死は一次性であれ二次性であれ、脳障害が重篤なほど、また救急・蘇生法が迅速で十分なほど頻繁にみられる傾向にあり、これが脳死は近代医学の副産物であるといわれているゆえんである。

いずれにしても脳死と判定されれば、遠からず心停止・死に至ることは不可避である。ちなみに当教室の調査では、全脳死例（一二〇例）の六〇パーセントは三日以内、八七パーセントは五日以内、九三パーセントは七日以内、九八パーセントは一四日以内に心停止に至っている。そして心停止までの最長期間は一五日である。なお、東氏（毎日放送記者）の調査によれば、わが国の脳神経外科施設の大部分においては、脳死判定後もなお消極的な最小限の治療が続けられている場合が多く、心停止までは個々の症例ごとに対処している実態が判明した。

このように臨床では患者が脳死と判定されれば、その患者を失ったことであり、それまでの医療行為は残念ながら成功しなかったことになる。したがって、われわれは脳死に陥る以前に、換言すれば少なくとも切迫脳死までに有効・適切な治療を行わねばならない。しかし残念ながら脳死の主要前駆状態である高度の頭蓋内圧亢進、脳浮腫、脳腫脹などに対しては、未だ確立された治療法がなく、また脳蘇生に対する治療法も未完成である。

脳死は「全脳髄の不可逆的な機能喪失状態」と定義される。このように、医学的にきわめてはっきりとした状態なので、理論上はその判定も決して困難ではない。また今日までに各国から多種多様の判定基準も発表され、臨床上の判定もむしろルーチン化している。

そもそも脳死の判定には、基本検査と補助検査が応用される。そして場合によっては、生命徴候と神経症状の把握が主である前者のみでも、判定が可能である。しかし、逆に後者のみでの判定は非常に危険である。すなわち、補助検査には脳波などの脳の電気生理学的検査、脳循環・代謝測定、脳の形態学的検査、頭蓋内圧測定、髄液細胞診などが試みられている。しかしその目的から考えても、侵襲の少ないこと、簡便であること、繰り返し施行できること、正確であることなどの条件が要求される。

上述の基本検査と補助検査を種々組合せて、一九六八年に発表された Harvard 大学の判定基準以来、多くの基準が作成されている。いずれも大同小異であるが、対象範囲、補助検査のウェイト、観察時間などに特徴がみられる。わが国では一九七四年に（旧）日本脳波学会の脳死委員会により、わが国で唯一の公式の判定基準が作られている。この基準は他の基準に比べ、厳格すぎるともいわれているが、対象を脳の急性一次性粗大病変に限定すれば、余り難点はないと思われる。しかし、理想的な判定基準の条件として、Walker の挙げている六項目の第一に、すべての症例に通用する基準が作られることが望まれている。実際、一次性脳病変のみならず、脳アノキシアなどの二次性病変までを含む基準も少なくない。しかし、脳死の判定がいかに利用されるかは別問題としても、絶対に過誤がないことが要求されるならば、何らかの方法で対象を限定すべきではなかろうか。

脳死の判定を目的として、今なおより簡便で確実な補助検査法が次々と試みられている。そして判定基準そのものも、初期には大学や病院単位で作られていたが、最近では政府や医師会レベルと、より公式な基準に成長している。例えば、米国の大統領委員会による「死の判定のガイドライン」、英国の保健省の委員会による「移植臓器の摘出に関する実施規則」、西独の連邦医師会による「脳死プロトコール」などが代表的なものである。わが国でも最近、厚生省研究班の脳死判定の新しい基準が完成する予定である。いずれにしても心臓死と同様に、すべての医師が脳死をも正しく判定できることが必要ではなかろうか。

〈座談会〉

17 新脳死基準と死の容認

（一九八六年二月）

出席者（発言順）
杏林大学医学部長　竹内一夫
東京大学医学部教授　高倉公朋
東京都立大学法学部教授　唄　孝一
医事評論家・司会　水野　肇

◆新脳死基準――その意義と評価

水野（司会）　竹内、高倉両先生、大変ご苦労いただいて厚生省の脳死に関する研究班の報告書（以下新脳死基準または新基準と略）をこの間出されましたが、先生方ご自身にとっての新基準の意義とか、あるいは感想から……。

竹内　私たちの班の作業というのは、最近における日本の脳死症例の実態の把握と、脳波学会基準の見直しということでした。したがって、すでにたたき台として脳波学会基準があったわけです。しかも、その中で実施した全国調査によってその基準が高く評価されたと思う。ですから、今度新しい基準ができたといっても、そんな大幅な変更はないわけです。これは外国でも、英国規約が根本的にはその後踏襲されているし、アメリカでも根本的にはハーバード基準から始まった基準が年代的には一応踏襲されてきている。そういう経緯からいっても同じだろうと思いますので、多少今風になったかなというところじゃないでしょうか。

水野　目的の一つとしては、一九七四年に決めた基準が現代でも通用するかどうかということが一つあったと思う。もう一つ、今回の基準の発表前に出された脳死判定の全国的実態調査結果から見ると、従来の一九七四年の基準で脳死の判定をしていないのではないかと考えられるものが多数あった。その点はどうでしょう?　つまり、先生の判定どおりにやれば、脳死と決めてから二十九日

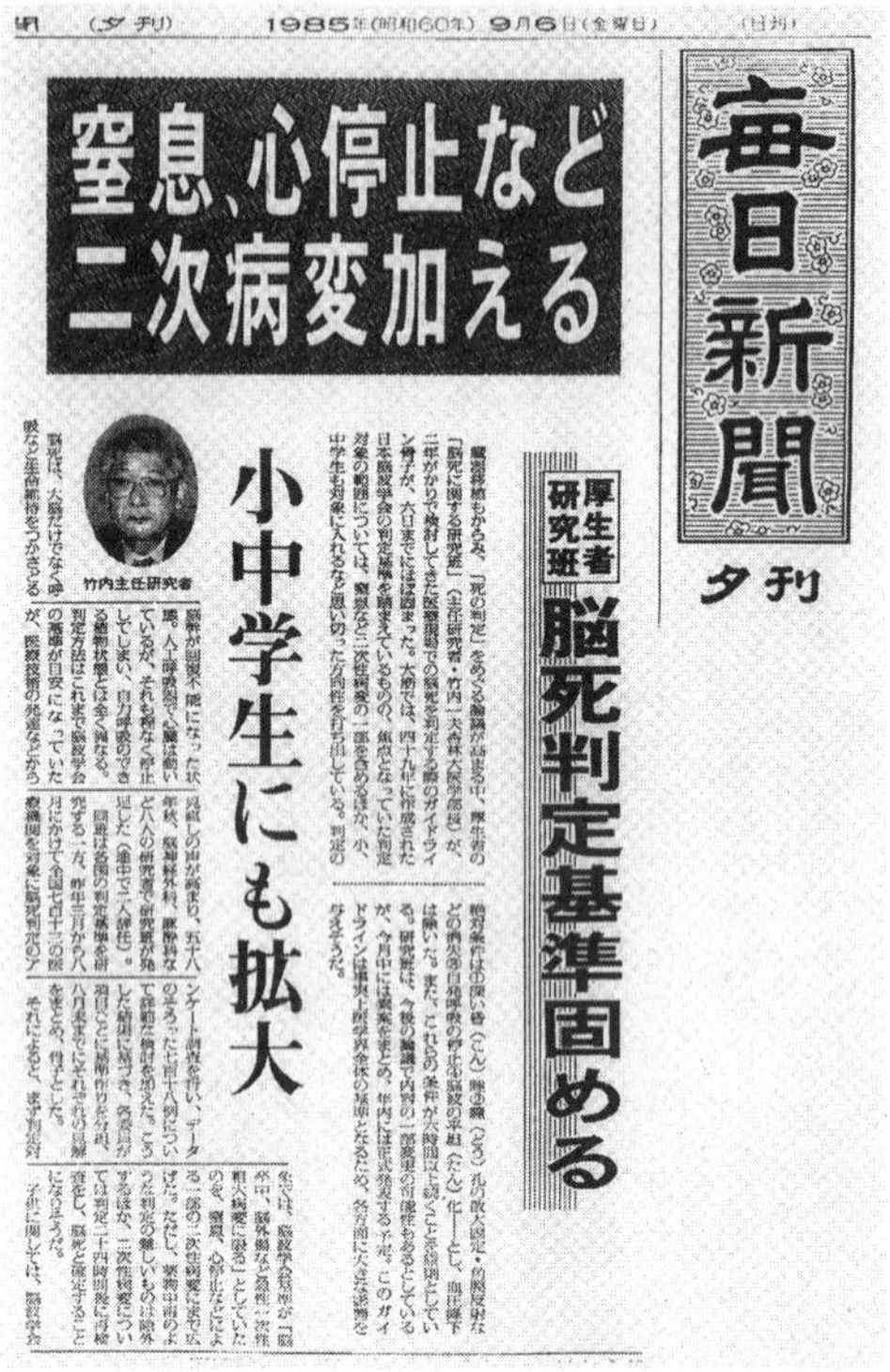
1985年（昭和60年）9月6日（金曜日）

毎日新聞 夕刊

窒息、心停止など二次病変加える

厚生省研究班 脳死判定基準固める

小中学生にも拡大

竹内主任研究者

『毎日新聞』1985年9月6日付夕刊

も心臓が動いているというのが出てくるはずないわけでしょう？

竹内　心停止までの期間が長いということが判定がいいかげんであるということにはつながらないと思う。厳密な判定基準に則って判定しても、心停止までそのぐらいの期間がある例があってもいいと思います。実際集まった七一八例がすべて脳波学会基準を一〇〇パーセント満たしているわけではなかったということですが、ただ、結果的に蘇生例がなかったということからいって、臨床的判断としての脳死判定には誤りはなかったというふうに言える。

高倉　今回の基準は基本的には脳波学会の基準と変わるところはないと思う。ただ昇圧剤などを使って血圧は維持できるので、血圧の降下は現在の医療の水準にそぐわないことになって除外され、脳幹反射はより厳密になった。そういうような見直しは当然あったわけですが、基本的には変わっていない。全国調査の場合には広範囲に症例を集めることが目的でしたから、多少旧基準を満たさない症例が集まったにせよ、そのためにより全体像がはっきりつかめたのではないだろうか。

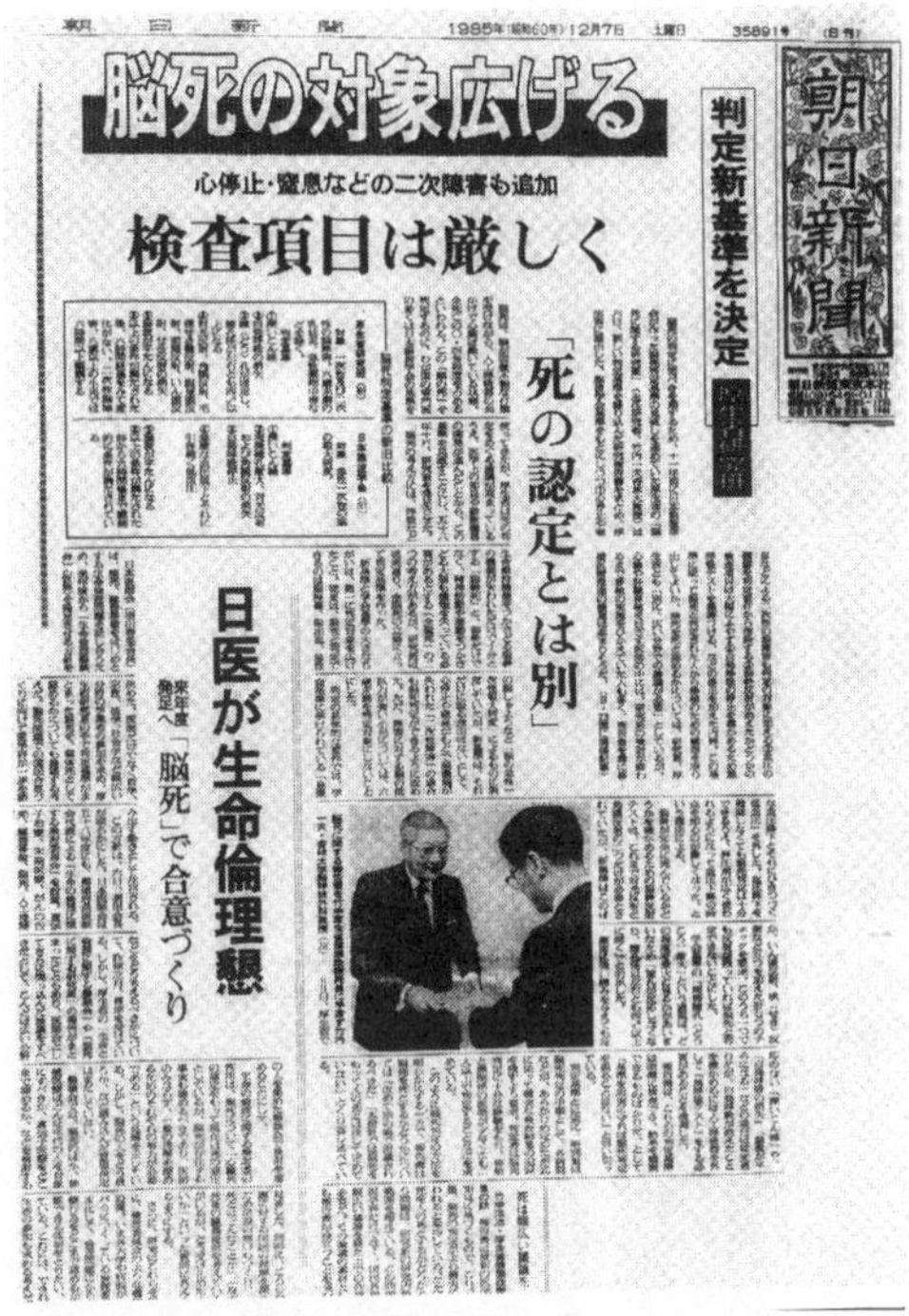
朝日新聞　1985年(昭和60年)12月7日　土曜日　35891号　(日刊)

朝日新聞

脳死の対象広げる

判定新基準を決定

心停止・窒息などの二次障害も追加

検査項目は厳しく

「死の認定とは別」

日医が生命倫理懇

来年度発足へ　「脳死」で合意づくり

『朝日新聞』1985年12月7日付朝刊

竹内　それから、全国調査の中に脳波をとっていない例がかなり含まれていた。日本の脳波学会基準に厳密に従うとすれば、脳波をとっていない例は脳死と判定できないわけですが、脳波以外の所見から臨床的に脳死と確信できるという判断のもとに調査回答が送られてきたわけで、我々はそれを間違いないとみた。

水野　唄先生はどうごらんにな

ってますか。

唄　新基準は大変丁寧に書いてあるというのが第一印象です。細かい疑問点はあとでおたずねします。

◆脳死は移植の「尖兵」か?

水野　脳死の代表的な誤解は、一つは「植物人間」との誤認、もう一つは死ぬときには誰でも脳死の段階を経て死ぬというものです。この世間によくある誤解とうらはらに、専門家の脳外科なり神経内科の先生方は、必ずこういうことをおっしゃる。医学が進歩したために脳死という新しい領域が生まれてきた。ところが、実際に我々がそのことを基本的に考え、かつまた研究しているにもかかわらず、一般の人も移植外科の人も、みんな移植のためだと考えている。そもそも移植のことを考えない脳死なんて意味がないと言われることについて私どもは迷惑をしているということです。その気持ちが今回の新基準の中に多少出ていませんか? つまり、新基準自体は死の認知問題に踏み込むものではないという意味の記述がありましたが、その前に大混乱が起きるということのほうがはるかに重要でしょう。移植を考えない脳死なんて意味がない、分けることには意味がないという意見もありますが、私は反対です。分けることに実は意味があるとむしろ言いたい。その意味で、死の判定のところをさらりと書かれたのはうまいなという気がした。率直に言って。

高倉　臓器移植と直結するかということですが、二一世紀の医療を考えた場合に、私はむしろ臓器移植と直結しない脳死の判定がもっと重要になってくる時代が来ると思う。これから十年先くらいのことを考えれば、移植も重要かもしれませんが、長期的にみれば脳死の判定は臓器移植を無視しても非常に重要な問題になってくると思う。

水野　もちろんそうでしょう。脳死について何かメリットが医療の世界であるかというと、私は一つあると思う。それは、今の日本の医療界から見ると、あと一週間で死ぬ人を十日かそこら生かすために医療費の約十何パーセントかが使われているということ。これは、ずっと先の話でしょうが、脳死が死ということが定着すれば、むだな医療だったということになる。そのような議論は別としても、生き返らないのなら、これはもう意味はないじゃないかという話にはなるし、尊厳死とのかかわりも当然出てくる。

◆判定時間——点か線か

唄　今までのお話には、脳死即個体の死かどうかという点をこのレポートの管轄外にしているということと、移植との絡みを表に出さないことにしたということの二つが含まれている。もちろん、その二点は絡んでいるのですが。そのことは、読んだ人によって受け取り方がいろいろあるでしょうね。

話を進めるために、非常に具体的な話をしますが、新基準について、全体が丁寧なだけに、ここがはっきりしないなと一番感じたのはタイムラグの問題です。一九七四年基準では、かなりはっきりと六時間後まで継続的にという言い方をしていた。六時間というのは、インターバルを置いたりテストではなくて、継続だというふうな表現になっていますし、今まで竹内先生に伺ってもそのとおりだとおっしゃっていた。ところが、今度その点がちょっとはっきりしない。報告書の一七ページに、「上記一ないし五の条件が満たされた後、六時間経過を見て変化がないことを確認する」というのは、やはりこれは継続的にというふうに理解していいのか、それとも、六時間たってからリテストをすればいいという趣旨ですか？

竹内　法律家はやはりそういうふうに違いを指摘されるのでしょうが、それは意図的なものではなくて、内容的には同じことを言っているというふうにご理解いただきたいのです。たとえばすべての条件を満たした時点がある。その観察期間中に脳波がもし復活したとすれば、そこで話はご破算になる。復活した脳波がわずか十分間で消えてしまえば、そこからまたスタートするという考えでいいのではないかと思う。

唄　別に法律家ということでなく、文章のちがいの問題です。しかし変わっていないとおっしゃるならそう承っておきます。もし変わっているのならば、ほかと同じくらい丁寧に、変わったということをもっと詳しく説明していただかないと……。

竹内　その表現の裏には、そういう脳死の状態を判定するような重症患者さんに対して、医者とか看護婦が目を離すことはないということがある。

唄　ああ、そうですか。

竹内　ですから、継続的に見ているということが常識的なこととしてそこにある。放ってあるわけじゃない。要するに、そこで集中治療をやっている。血圧でも尿量でも何でも連続的に測っているわけです。

唄　基準に出てくるすべての問題をずーっと継続的に観察していると考えていいのですか。お医者さんがずっとおられるなんてことはできないでしょう？

竹内　できるだけそこへ医者がつくような状態になっていることは確かです、可能な限り。ただたとえば前庭反射というようなものは耳の穴へ水を入れる検査ですから、それを繰り返してやることはないわけですが、それ以外の比較的簡単にできるような検査は、たとえば対光反射などは、かなり頻繁にやることもできる。

高倉　継続性はある程度常識になっていますから、そこまで明確に書こうということはなかった。当然、委員全部が継続的なものとして了解している。

唄　一九七四年の脳波学会の基準のように書いてあってさえも、そう思っていない人が多い。そんな継続なんてことできっこないじゃないかというふうに言われる方がかなりいる。

高倉　反射を六時間続けて検査するということは現実にはあり得ない。

唄　間をおかない継続ではないけれども、少なくとも六時間放っておいてからするというのではなく、その間、絶え間なく適切にやるということでいいのですね。

◆判定能力のギャップをどうする

水野　次に、今度の六項目の判定新基準ついて、一体、日本のライセンスを持っている何割の医師に判定ができるのかということがある。死の判定ができるのは医師と歯科医師です。歯科医師もできるということを知っている人も少ないようですが、医師法ではそうなっている。そうすると、医師のライセンスを持っている者ならだれでもできるというふうなものが好ましいのではないかという意見もあるのですが、その点については……？

高倉　医師ならばすべてが診断できなければいけないと思います、原則としては。

水野　あの六項目を？

高倉　ええ。

水野　できますか？

高倉　できなければ困る、国家試験に通った人なら。ですが、慎重を期して専門家でなければということが入れてあるわけです。

水野　判定については、一つは施設の問題、一つは医者の技術の問題がある。つまり、脳死判定は、脳外科と神経内科の先生は全員ができるに違いないと思いますが、あとは特別に関心を持っていて勉強した人以外はちょっと難しいのではないかという気がする。

高倉　あとは救急専門医。

水野　それはあるところと、ないところがありますね。

竹内　死の判定といっても、医師免許証を持っている人すべてが死の判定にタッチしているとは限らない。たとえば基礎医学の人は医師免許証を持っていても死の判定をすることはまずない。あるいは臨床でも、およそ死亡例を抱えるようなことのない人は死の判定にそう慣れてないでしょう。つまり、死の判定に経験がある人とない人との違いがある。同じように脳死の判定も、脳死の判定に経験のある医師二人以上で判定してくださいというふうに報告書には書いてある。科や所属は問わず、要するに脳死の判定に経験があるということを重視している。その程度のことが望ましいのですが、すべての医師ということになると極端ではないかという気がする。

水野　それはそうでしょう。ただ、いろいろな医師がいらっしゃるわけで、そういう印象を持っている人がいることも事実。そうすると、この報告書をお書きになられた先生方は、現在ではある一定の技術を持った人については脳死の判定はできる、それは実は脳死を専門にやっている、あるいは経験の豊かな人にとっては困難なことではないと考えておられるわけですね。そして、一方では、従前の心臓の停止、自発呼吸の停止、瞳孔反射の消失という三つの徴候によって死を判定するのも自由であると、こう理解してもいいんですか。

高倉　自由だと思います。少なくとも現段階では、医者の中にもいろいろな意見を持っている方がおられ、もちろん脳死を認めてない医者もいますからね。それは一方的に決めつけることではなくて、それぞれの医師の判断で、自分は心臓死でなければ認めないという方はその判断に従っていいと思う。そのあたりが誤解の大きなもとではないかと思う。全体で意見を統一しようという考えは脳死についても臓器移植についても無理なことでしょう。

唄　脳死を認めていない医者もいるという意味は、脳死を個体死と認めていない医者もいるという意味ですか。

高倉　そうです。

唄　この報告書限りの問題についてはどうなんですか。脳死を確実に判断できるという点について、異論を述べる医師もおられますが。

高倉　少なくとも研究班としては、これは正しい、間違いのない判定法であろうと思います。

竹内　ただ、少なくともあるレベル以上の医学専門誌で今唄先生が言われたようなことを疑問として書かれているようなものは私は知らない。脳死という状態はないとか、脳死の状態から蘇生する可能性があるということを医学的に議論しているものを私は知りません。世界中でですよ。どうですか。高倉先生。

高倉　科学的な問題としてとらえれば、脳死状態がないということはあり得ない。

水野　技術論について今度の基準に異をとなえる人はいないけれども、脳死などと言わなくてもいいではないかという医師がいることは事実ですね。

竹内　おっしゃるとおりです。

唄　いや、確実性に疑問をもつ医師の論文が最近ポツポツ目につきますが……。

水野　でも多くは科学的議論とはちょっと違って、フィロソフィーに近い話でしょう。ところで、基準に則った判定をするためには、ドクターのライセンスを持っている人をどれぐらい訓練したらできるようになりますか。

高倉　それは何年という問題ではないと思う。脳死の症例を見ているかということ。一度も見たことがない人では判定はできないと思う。

竹内　脳死の研究は、重症の脳障害を助けようと思って治療する、しかし残念ながら効果がなくて脳死状態になったということからはじまっています。したがって、医師本来の目的である病人を救うというところからスタートしている。脳死になった状態からはじまるというのは普通考えられない。治療行為の連続性ということの中に初めて脳死というものが出現してくる。そうすると、一つの基準としては、脳神経外科学会の認定医というのは最短で六年間かかる。そういう期間がやはり必要かなという気がするけれども、どうでしょうか。

水野　私は脳外科をやらなくても脳死の判定はできるのではないかと思う。現に神経内科はある程度できる。

竹内　ええ。要するに原疾患の治療行為ということに伴うことであるということ。ですから、それぞれの専門フィールドで脳死以外にもある程度臨床経験を積んでいるということが必要ではないでしょうか。

高倉　その点では、今の新しい卒業生は少なくとも研修期間中に救急医療を勉強したいという人が非常に増えている。そういうところで充実した研修を受けて、その間に何例かの脳死の患者を経験すれば十分判定できるようになると思う。

◆脳死は死の必要条件か、十分条件か

水野　死の判定について一番理解力があるのは、何と言っても医師です。医師会の調査によると、八割近くが結構だと言っている。それはよくわかるのですが、竹内先生、高倉先生はこれを今後社会に広めていこうという意欲のようなものをお持ちか、お持ちでないかということを次にお伺いしたい。新基準を読んで広範な議論をしてそれを決めてくれというふうにおっしゃるわけですが、この新基準だけでも国民に浸透させたいというふうにお考えでしょうか。

竹内　もし今度出した判定指針と判定基準がいいものであれば、日本の多くの医者が使ってくれるだろうと思う。したがって、それが日本の医学界における一つの標準的な基準になるのではないか。脳波学会基準自体がかなり長い間日本では利用されてきたわけです。ですから、それは今後の経過が証明するのではないかという気がする。

水野　高倉先生はいかがですか。

高倉　まず、脳死を一般の方々に正しく理解してもらいたい。今すぐこれを広めたいという積極的な意思はありませんし、理解がないのに押しつけたりできる問題でもありません。まず脳死というものは本当はこういうものだということをよく理解してもらう。それがまず先決ではないでしょうか。

水野　その点は、唄先生はちょっとお立場が違うわけでしょうが、いかがですか。

唄　この基準の中身自体は私自身がとやかく言えることではありませんし、この報告書自体が自ら画している限界についてもある意味で私はよくわかるつもりです。しかし、本当はその先に移植のことがあるからこそこれを今つくる意味があるのに、それをむしろ伏せて出すのは「だましている」というような強い見方をする人もいることをやはり心得ておくべきでしょう。それはともかく、私が今度の基準が適当かとか適当でないということを言ったらとても変な話で、それは全くわからないわけで、この後どうするかと、あるいはこれをどういうものとして受け取るかというところが考えるべきところだと思う。

ただ、あえて中身にかかわるようなことでほかの人が言っておられることで言うと、こういう議論が一つありました。立花隆さん（中央公論記念号）ですが、彼は一方で脳死の概念というものをむしろ肯定的にとらえていると思われますが、こういう判定基準は、ある意味で全部必要条件だと言っている。一つ一つは必要条件だけど、必要条件を足すことによって十分条件にはなるのだろうか、ということが第一点。ただこれは問題として出されているので、彼自身がそれを疑問に思っているかどうかということとは別かもしれません。また、意識という問題について、外部的に判断できる意味で意識がないということと、本人の立場に立って本当に意識がなくなっているかどうかということは別問題で、それはその方面の研究の進展とともに一致してくるべきものではあろうが、現段階の学問水準はそこのところに食い違いを残したままである。今の脳死の判定は外部からつかめることという制約の中でやってるから、その点に不安を持つ人があろうというわけです。これも彼自身が不安を持っているかどうかはとにかく、問題として言っている。

竹内　唄先生も同じような不安を持っているわけですか。

唄　いや、私は本当にそういうことがわからない。

竹内　たとえば心臓がとまったという場合、脈がふれないというのでは不十分だと。じゃ、心臓の音を聴診器で聞いてくださいと。聞こえない。それでも不足だと。心電図とってくださいと。心電図でもまだ足りないから、心臓を直接調べてみてくれと。心臓の筋肉がどうなっているかまで調べてくださいということになると切りがない。ですから、必要条件でどこまで満足するかということ。我々がこの報告書で強調している点は、臨床的な判定基準であるということです。後で病理解剖をやって確かめなければ脳死と言えないというようなことでは臨床的に困るからです。

唄　私自身はそういう問題については音痴に近いので、問題さえ浮かんでこないのですが、それだけに、ほかの人からこういう問題があると言われると、一々ハッとする。だから、そういう批判に先生方が一つ一つ反論、説得してくれると有難いと思うのです。そのときに一つ、この基準の性質論としての問題点と言えば、これが、何度も言っているように個体死と繋《つな》がらず、ただ脳が……。

竹内　永久に機能を失うということですね。

唄　全脳の機能が不可逆に機能を失っているということだけならばこれでいいが、それによって個体死と判断するにはこの基準では、不十分だという議論が一つあり得るかもしれない。もちろんその両端に、一方で、その二段階のどっちのためにもこれで十分だという議論と、もう一方で、一段階の医的判断のためだけでもなおこれでも足りないという議論もある。そうすると、妙な言い方になりますが、この報告書自体が、これは個体死を判定するためのものでないという限界を明確に書いたということが、いわば裏目に作用しないかということ。つまり、全脳の全機能の不可逆的消滅を判断するものとしてはいいとして、個体死に繋がることを認めるための基準はまだ出ていないではないかという議論が一つ可能かもしれない。すなわち、限界を画しているがゆえに、この問題をさらに拡張して次の議論に移すときには別の基準を要するというそういう議論をする人がいるのではないかという気がちょっとする。

竹内　先生は医事法学者ですが、その立場からいっても、従来の死の三徴候による死の判定でさえも、必要条件じゃないでしょうか。絶対条件ですか。

高倉　脳死の状態になっても意識はあるのではないかと考える人がいることは事実です、私はそう思いませんが。そうすると、議論にならない。現実に脳死の患者さんを前にして、ある家族は、「もうこれでいいです、脳死を認めます」といわれても、別の家族は、「脳死と言われたけれども意識がまだあるかもしれない」と信じている。それは個々の問題です。外から他人が強制すべき問題ではない。脳死であるけれども意識があると信じている家族に、脳死ですからレスピレーターをとめましょうとか、心臓をくださいということは絶対言ってはいけないと思う。逆に、脳死であって、現実には、もうその状態では心臓死を待つことのほうがむしろ悲惨であるとする判断もあるわけです。そういう個々の問題を一番重視しなければいけない。唄先生がおっしゃったような議論もわかりますが、それより個々の考えを重視したほうがいいと思う。

◆「医学的死」と認めるか

水野　生命の座というのは、恐らく時実利彦先生がおっしゃっていたように脳幹にあるのだと思う。脳幹がやられたら脳は不可逆的になり、脳が不可逆的になると、要するに生は不可逆になると。したがって、いろいろなことを竹内先生は大事をとっておっしゃるが、要するに、脳死とは医学的な死であるということをお書きになったという理解の仕方を私はする。高倉先生のおっしゃる、そもそも死というのは何かということについての考え方は、医者や医学が決めるものではないかもしれない。時実先生は「水野君、死を決定するのは、ひょっとしたら民族かもしれんよ」とよくおっしゃっておられたけれども、死を決定するのは民族（あるいは国民）だと思う。ということは、死を決定するのは個人だということ。だから、個人が死を考えるということと、医学が死を考えるということの間には距離があって当たりまえです。その距離がありますよということを竹内先生達は報告書に書かれたということ。

竹内　水野さんの言われることは我々の考えと違っていないと思う。

唄　ちょっと念を押しますが、水野さんが今言われた医学的な死というのは医学的な個体死ですね。

水野　もちろんそうです。細胞レベルの話をしているんじゃない。人間として医学的に死んだということです。

唄　その是非じゃなくて、もうちょっとそこを明快に書いてもらったほうがいいという気分が多少水野さんにあるわけですね。しかし、この報告書には医学的な死という言い方はされてない。

水野　唄先生は法律学者だからそうおっしゃるのでしょうが、これは竹内先生の〝聞け、悟れ〟という話だという理解の仕方を私はしたい。医学的な死というようなことをぴしゃりと書くと、今度は死は医者だけが決めるのかということを言う人が必ず出てくる。そこを私は避けられたんだろうと理解しているのです。

高倉　そういう言葉は使っていませんが、少なくとも医学的な死ですね。ただ、法律的な死かどうかということは別問題です。

◆「社会的死」の了解点とは？

唄　法律的な死というより、むしろ社会的な死を問題としたい。高倉先生がおっしゃるような議論がだんだん強くなっているし、かなりの人がそういう言い方をされている。しかし、私はその点に非常に疑問を持つ。つまり、個人の問題に還元するということにです。私はいろいろな医療問題について自己決定ということを強調しているほうですが、人間の死は何かということについて自己決定ということはおかしいと思う。

水野　明文化しろということですか。

唄　いや、明文化するか、しないかはどっちでもいいんですが、みんな、の共通、の、も、の、と、し、て、決、め、る、ということです。

水野　具体的にどうやって決めるんですか。

唄　レスピレーターを外す時期はいつかとか、治療を打ち切る時期はいつかということは自己決定権の範囲でいいと。しかし、死ということについて、人さまざまな死があるのは私はおかしいと思う。

水野　おかしい？

唄　ええ。

水野　そうですかねえ。私は唄先生と議論をするつもりは全然ないけれども、例えば宗教家というのは死んでから後も霊魂は生きていると主張します。ペンフィールドという有名な脳外科医がいまして、脳機能の分業をいろいろな形で証明した、クッシングと並び称せられるえらい学者ですが、この人が死ぬ前に、これは塚田裕三先生に聞いた話ですが、「やはり第四次元の世界はある」と言い残した。脳外科医の連中はものすごくショックを受けた。脳外科医や大脳生理学者というのは脳のメカニズムというものは最終的には全部サイエンスで解明できるということを信じているから。医師にもそういう人がいる、いわんや宗教家は全部霊魂は生きていると考えている。そうすると、本来、霊魂が生きている限り人間は死なないというような議論になってしまう。それまでもコンセンサスをとるというのは不可能ではないですかね。

唄　いや、そんなことは私は言ってない。言葉尻を言うようで恐縮ですが、今のお話では死んでからでも霊魂は生きていると言われたでしょう、そこは……。

水野　だからそれが死んでいないという解釈を宗教家はするわけでしょう。そうじゃないですか。

唄　そうでしょうか。宗教家でも社会的には死んでいるということを認めるのではないでしょうか。私はそこを認めるについては共通の理解を必要とするだろうと言っているだけです。

水野　私は意識というのは延長していくと第四次元の世界みたいなことになると思う。そうすると、先ほど先生がいみじくもご指摘になった、脳死だけれど意識があるかもしれないぞという意見は、先生はそうではないでしょうが、医学を知らない人が言うことだと医者の方はけっ飛ばすと思う。だけど、それはあながちけっ飛ばせないという気持ちを持つ国民もいると思う。そうすると、もしそういう立場に立てば、意識があるというようなことになれば、それを第四次元の世界へそのまま引きずり込むような議論を展開する人が必ず出てくると思う。したがって、私は、死についてコンセンサスをとることは、基本的に不可能だという考えです。これはコンセンサスをとるのが悪いということではない。とること自体は大変結構だし、もしできるのならそれが好ましいと思うけれども、事実上できない。第一、コンセンサスをとるノウハウが今の社会にはない。そのようなことを申し上げたかっただけで唄先生のご意見に反対しているわけではありません。
唄　実は十何年前に私はまさにそういう個人の選択という発想については書いている。
水野　『朝日ジャーナル』でしたね。
唄　そうなんです。でもそれを私は捨てたのです。
水野　そうですか、それは知らなかった。

◆統一概念としての「死」

唄　凍結するという宣言をしてるんです。ところが、最近それと同類の考え方が非常に強くなってきたので、少し意地を張ってその反論を頑張っている。つまり、人いろいろの考え方があることはもちろん認めるのです。それは、「まだ私は死んでいませんけれど、もう私のレスピレーターは外してください」とか、「もう治療はおやめください」とか、あるいは逆に、「私は死んだと世の中では言われるでしょうけれども、私はそのときまだ霊魂が存在すると思います」というような意味でさまざまだけれども、あくまで死という概念については統一されている必要があるのではないかということを言っているのです。
水野　その統一的な概念というのは、竹内先生が提示されたもの以外にもいろいろあるということですね。

唄　ええ。

水野　どういうものがありますか。

唄　その点では前から竹内先生とは基本的にフィロソフィーは一緒だと思っているのですが、これがこの基準に書いたような死になったとしても、それは先ほどの言葉で言うと、医学的な死である。たまたまそれと内容的にはそのままかもしれないが、観念としては別次元にまた社会的な死というものがある。高倉先生や水野先生がおっしゃったのは、医学的な死は今回の基準で一応統一的に満たされるにしても、その後それを人間の死とみるかどうかは各人それぞれに任せるということでしょう。しかし、そこでいきなり個人のレベルに移るところが納得できない。死というものはそういうものじゃないと私には思われる。

水野　それじゃ、先生は生というのをどう考えておられるのでしょう?

唄　私はその対比は法律論としてだけ考えていた。法律論としてはたとえば胎児は生でない。

水野　そうですね。ところが、妊娠中絶というようなことでいろいろひっかかりが出ている。一部の人は胎児は生だと主張する。ところが非常にひどいハンディキャップがあるということが羊水検査でわかって、そのときにどうするかというと、実は今は医者が中絶を決めるのではなくて親が決めるということになっている。現実に婦人科では大体そうです。裁判沙汰になっても親に対する裁量みたいなものが現にある。つまり、今の法律にひっかかるところがないから別に問題にもならずにそれが現実に行われているということになれば、つまり生についてもそうであれば、死についてもまたいろいろ考えられて、これが死だと思うことについていろいろな意見があっても不思議はないような気がする……。脳死について開業医が八割賛成したということは、恐らく、医学的死だと医者は少なくとも認めたというふうに理解してもいいのではないかと私は解釈するのです。

高倉　医学的な死ははっきりしておりますね。その後の選択には二つしかないわけです。一つはレスピレーターをとめるかどうかということ、もう一つは臓器移植を許可するかどうかということだけです。その選択については、いかに医学的な死がこうだからと言っても、意見を統一することは絶対できません。

唄　いや、ちょっと待ってください。その二つだけじゃない。相続の問題とか、死に伴ういろいろな諸効果がある。

高倉　それは法律論ですね。

唄　いや、単に法律論じゃない。社会に必要なんだから。個々人の選択というときに、たとえばレスピレーターをとめろと言ったら、もうそれはその人としてはそれが死だと宣言したことになるのか。しかも、それを言ったら臓器もとってもいい、相続もそれに準ずるという意味でみなさんはおっしゃるのかと質問したい。

高倉　それはもう恐らく医学の手を離れますね。

唄　ええ、もちろんそうです。

水野　補足しますと、多分、医学、医療という範囲から見ると、あとは二つしかないという意味だと思いますが。

高倉　ええ、そういうことです。

竹内　唄先生に質問したいのは、スウェーデンでは、脳死と判定したらば治療をしてはいかんという法制化がされつつある。先生の言われるのはそういう意味のことですね。要するに、社会的な統一を望むと言われることは、脳死判定以後は医療行為をしてはいかんと。

唄　いや、それはまた別です。私の言うのはもっと観念的なことです。具体的なことについてはかなり個人のチョイスを認めたいという気も持っている、認められることは。けれども、その場合に、死んでいるか、生きているかということだけはみんな一緒のラインで言おうじゃないかということなのです。スウェーデンもそうだと思うけど、死んでるけれども、まだこの目的のためだったら治療を続けることがいいかどうかとか、そういう議論になる。死んだからいかんというのか、死んでいるけれどもこのことはいいというのか、とにかく死んでるか生きてるかということだけははっきりみんなで共通の線を引こうということです。死んだことによって、ＡＢＣＤのうちどの効果が結びつくかつかないかということは、事によって、個人の選択でできることがあるだろうと。その点では、治療打ち切りというのもあり得るし、他の効果もあり得る。そういう意味で選択も認める。そういう意味で、霊魂が残っているという人にしても、社会としてはそれを死と扱いますということに統一の線がないといろいろな点で困るのではないかと考えるのです。

水野　ただ、その前の段階は？死んでいるという判定をする第一関門はやはり医学です。ところが、医師が死だと言っても自分は死だと認めんという人がいたときにどうかということ。レスピレーターにつながれていて意識がない人を前にして、彼は生きているという人がいれば、それは脳死ではないわけですから。

高倉　それをはっきりせよと言われても無理ではないか。そして家族が最後まで一瞬でもいいから長く心臓を生かしてほしいと言われれば、医者はそうすると思う。

◈「臓器提供すること」と「死んでいること」は同じか？

唄　皆さんのおっしゃってることからすると、もうこの新基準が出たら、「社会的死」についてはそんなに決めなくてもいいということになりますか。

水野　そう思います。

唄　高倉先生もそんな雰囲気ですね。

高倉　そう思います。また法律で死の定義を決めるということもまず現実には難しいのではないか。

唄　法律を使う使わぬは別にして、とにかく決めないでおく。そうするとどうなりますか。具体的に言うと、移植の話になりますが、脳死になったら心臓でも肝臓でもどうぞとってくださいと言いのこした人があったら、それを認めるということですね。しかもそれは移植のためだけではなくて、すべて私を死者として扱えということと同じとみなすわけですね？

水野　自分が死んでないと思う人は臓器提供すると言わないでしょう。

唄　だって、生きていて提供することはいくらでもあるじゃないですか。

水野　母親が子供に腎臓提供するとかね。しかし、心臓や肝臓は一つしかないから、それは死んでいるということになる。

唄　しかし、皆さんの議論だったら、死んでいようが生きていようが、とにかく提供する。生きているかもしれぬが、その時は殺されるつもりで、どうぞと殺人を嘱託することになる。私の議論では、その時には、「死んでいるから」と言わなければいけないのなら、その死んでいるからということをみんな共通にしたいということなのです。臓器を提供する、しないということは、皆さんのご自由でよろしいと。

水野　しかし、脳死六項目を満たしていても俺は死んでいないと思う人がいても不思議はないというということを私や高倉先生は言っているのです。

唄　そういう意見がいろいろあるけれども、そこはやはり統一しないといけないのではないかと私は言いたい。

竹内　ですから、そういうふうに思う人がいても、それは困るというわけですね、先生の考えは。

唄　ええ。「死」としては。

竹内　だから従ってもらわないと困るということですね。

唄　だからこそ皆が納得できるように社会的合意をしなくちゃいかんと言っているのです。

水野　しかし、脳死判定基準の六項目を全部満たしていても、臓器は提供しないという人がいてもおかしくはない。

竹内　それは構わない。

唄　それはちっとも構わない。ただ、皆さんに伺いますけど、心臓死でお医者さんが死だと判定するときに、それでもその人は生きているという言い分は認めなかったでしょう。そういうことを言わせなかったでしょう。皆統一の死というのに従っていたでしょう。心臓死のときには、それこそ医学的な死と社会的な死とは、いきさつはどうであったにせよ一致していたわけでしょう。だからこそ今心臓死を脳死に変えていいかと言っているのだから、私はやはり同じ考えでそこは統一したいと、あるいはしなければいかんと思うのです。

水野　心臓の停止と、呼吸の停止と、瞳孔反射の消失を国民が何となく認めていたのは、その判定後に生き返った人が現実にいないということだと思う。だから唄先生のおっしゃるように脳死が本当に国民のコンセンサスを得るためには、脳死と判定した人が生き返らないということが武器になると思う。

唄　それはそうでしょう。

高倉　今まで心臓死が個体死であった。それがレスピレーターなど科学が進歩したために変わった。すべての基本的な現象が変わったときに同じ考えを続けようとするところに無理があるわけです。だから、新しい時代の変化に対して法律が新しい概念で対応していただかなければ解決しないと思います。

唄　そうですか。

◆移植か人工臓器か

水野　そこで移植について話を進めたいのですが、なぜアメリカであああいうふうに簡単に移植できるようになったかというのは、現実に心臓移植で何年か生きる人が何人も出てきて、それがマスコミによって報道されて、みんなが、ああ、心臓をいただいても生きることがあるんだなあという認識を持ったことが一番大きな理由だと思うわけです。脳死というものをアメリカ国民が十二分に理解して、次にあちこちの州で法律で認めてというプロセスを経てではないでしょう。竹内先生は移植のことを言いたくない立場かもしれませんが、どうですか。

竹内　専門を離れて医者のはしくれの一人であるということでいえば、あらゆる病人が助かってほしいという気持ちは私にも当然ある。ですから、移植によってのみ助かることのできる病人がいたとすれば、その人が幸いに移植医学の恩恵に浴すことができるということは大変結構なことだと思う。

水野　高倉先生はどうお考えですか。

高倉　日本は移植については欧米に非常に遅れていると思う。ただ、私は決して移植推進派ではない。全くの反対ではありませんがね。私が強調したいのは、日本の技術と経済力を使って人工臓器を真剣に開発するべきだということです。私は時々臓器移植は二〇世紀末のあだ花的治療だと申し上げているのですが、とにかく人工心臓が一年動いたということは心臓移植よりももっと画期的なことだと考えています。確かに人工心臓を植えた人は脳障害を起こしたりとかトラブルはあると思いますが、とにかく一年動いたということは、もう半永久的に動くという証拠ですね。最初から完全なものができるわけがないけれども、それが進歩すれば人の心臓を移植する必要はなくなるわけですから。

水野　同感です。昔私は榊原仟先生にこう言われたことがある。和田さんが心臓移植をやったときですが、「水野君、自分の生命というのは、結局、自分の臓器で生きていくということじゃないか」と。「心臓外科の進歩の足を引っ張ることは立場上できない。しかし、私は心臓移植には実は個人的には賛成ではない。あえて反対しないけれども賛成できない。もし心臓移植をやるのならこういうふうに考えるべきだ。それは、まず心臓を取り出して、そして人工心肺なり人工心臓につないで、その間に悪かった心臓を修繕して、もう一遍人工心臓を外してつけ戻す。それが医学の歩むべき道ではないか」と。これは非常に傾聴に値する意見ではないかとその時感じた。今も私はそう思っている。もちろん移植に全面反対というわけではない。なぜなら二一世紀に脳外科以外に残るのは恐らく移植外科だけです。二一世紀になれば胃癌の手術なんていうのはみんなレーザー光線などでできるようになると思う。そうすると、今心臓移植をやっていないと遅れをとることになるのではないかと。それは移植外科医にとっては耐えられないことであろうと心情的には非常に理解できる。そういう意味から言って、心臓移植も日本で行われるということについて私はあえて反対はしないという立場です。

高倉　私も同じです。現実的に今腎臓移植をすれば助かる人はたくさんいる。心臓も同じでしょう。そういう人が救われることは現在の時点としては大事なことだと思う。

水野　唄先生はどうですか。

唄　私も全くそうです。どこかに書いたけれども、私はもともと移植というものについては非常にアンビバレント（二律背反的）な考えを持っている。つまり、ものすごくすばらしいことだという面と、ものすごく怖いことだという面が背中合わせにくっついていると考えている。すばらしいというのは、つまり、こういう人と人との助け合いができるのだというような意味で、今までの医療とは違うという気もする。しかし逆に言うと、非常におぞましいもので、下手をすると人がほかの人を踏み台にして生きるというものに堕する恐れがある。その矛盾したものを推進していくのは、たった一つ、提供する人の自由意思というものが本当に確保されていなければならない。

◆家族の意思について

水野　同感です。私が一番気になることの一つは、移植外科の人が家族の意見を聞いてやるでしょう。しかし家族とはいえ、本人でないということは確かです。だから、本人が生前提供するという意思のなかった人からはとるべきではないと思う。それが倫理ではないかという気がする。

唄　つけ加えると、私は割に家族も違う意味で重く見るということがある。ちょっと全体の流れからすると細かいことになるからやめますが。

水野　私はその点はちょっと気になる。つまり、家族が決定していいのかなと思う。唄先生は家族が決定していいというご意見ですか。

唄　もちろん死体の話ですね。

水野　ええ、つまり脳死でです。

唄　脳死と絡める前に死体ということで言うと、こういう考えがある。明らかに日本はほかの国よりも家族重視になっている。それについて単純に古いとか、日本の古い家族制度のせいだという言う方をすることに私は賛成できない。本人が反対しているのに家族が提供するのがいいという意味ではなくて、本人がいいと言っていても家族が反対したときにね。

水野　そうですか。

唄　家族をカウントすることがおよそ古いという見方はとりたくない。理解した上で、しかし本人のほうを選ぶという決断に私もなるかもしれません。これはどういう意味かというと、死体に対する家族の愛着、精神的な愛着とか、そういうものを私は割に重視したいという考えです。

水野　高倉先生、どうですか。

高倉　医学はすべての人の幸福を願うものでなければいけないと私は考えている。医学にはやはり夢がないといけないと私は思う。マスコミは脳死とか臓器移植について、両派の意見だけ並べて、反対だ、賛成だとかと言っているのに、なぜ人工臓器を日本で開発しようというキャンペーンをしないのでしょう。日本の技術を使えば世界一のものができると信じていますが、なぜアメリカに遅れをとらなければならないか。

唄　一九七〇年ごろは移植より人工臓器という議論がかなりあったでしょう。イギリスなども、今でこそ積極的に割り切って取り組んでいますが、なかなか移植に踏み切らず代表的な腎臓学者が人工臓器を強調した時期があった。現在世界的に見てあのころほど移植よりも人工臓器という議論をしなくなったときに高倉先生のあだ花論を聞いて、ある意味で非常に懐かしいような議論だと思ったのですが、それはどういうことなんですか。つまり、先生の言われる暗い面がだんだん移植のほうで減ってきたと……？

高倉　今の現実では臓器移植のほうがはるかに治療成績は優れていると思います。

水野　高倉先生の見解に個人的に非常に賛成ですが、なぜ人工心臓にかつてほどの勢いがなくなったかというと、一つは、どうしても血液の凝固の対抗策がうまくいかないということ、もう一つは動力源をどうするかということが意外に永引いているということでしょう。逆に、心臓移植のほうはHLA抗原が出てきてマッチングの精度が向上したり、サイクロスポリンの登場で拒絶反応が抑えられたりと、有利な条件が働いた結果だと私は受けとめている。しかし、基本的なフィロソフィーとしては先生のご意見に賛成で、だからいつも大いにやってくれと言って人工臓器の渥美和彦先生の尻をたたいているわけです。

どうもいろいろありがとうございました。

〈討　論〉

18 脳死と臓器移植

（一九八六年二月）

出席者（発言順）

杏林大学教授医学部長　竹内一夫
岡山県医師会会長　永瀬正己
大正大学教授宗教学　藤井正雄

昨年一二月、厚生省が脳死判定の新基準を発表し、脳死を人間の「死」と捉えるかどうかの論議が活発化し、大きな関心を集めている。それは「脳死」が「臓器移植」と密接な関連を持っているからにほかならない。人間の死と生命——それは単に医学の分野だけでは解決できない多くの問題を含んでいる。そこで、三人の先生方に、それぞれご専門の立場からの発言をお願いし、討論を展開していただいた。

◆死の判定は「脳死」か「心臓死」か

編集部　竹内先生は厚生省の「脳死に関する研究班」の主任として、脳死判定の新基準を作られたお立場から、「脳死」と「心臓死」はどう違うのかというイロハからまずお話いただければと思います。

竹内　もう、あの研究班は解散しましたから厚生省とは関係ありません。（笑い）

脳死と心臓死の違いを言えということですが、私はこの言葉自体が非常に混乱のもとになっていると思います。脳死というのは外国語、例えば英語でもブレイン・デス（brain death）とよばれ、別に日本語だけが特殊だというわけではないのです。いずれにしても脳死の場合は脳の機能が停止し、心臓死は心臓の機能が止まってしまうことを意味する。それが、たまたま心臓の機能が止まってしまうということが、永いあいだ慣習的に人の死のチェックポイントになっていたわけです。

永瀬　そうですね。

竹内　これは私の想像なんですが、人類の歴史で大昔は心臓の機能が停止したということとイコールその人の死とは考えず、もしかするとまた動き出すのではないかというような期待を持っていた時期もあったのではないかと思うんです。しかし、一旦停止した心臓は再び動き出さないものということがわかったために、心臓が止まればもう一巻の終わりだということになったのではないでしょうか。

ですから脳死の場合も将来を考えてみますと、脳の機能が停止してしまえば、その人はもう一巻の終わりなのだということを誰も疑わない時期が来るだろうと思います。ただ、心臓を中心に考えた場合、脳死の状態では心臓はなお動いているという大きな違いがあるわけです。ですからそれを〝人の死〟と考えるには違和感があるかもしれませんね。

藤井　そうですね。

竹内　もうひとつ言わせていただきますと、脳死の状態になりますと自分で呼吸運動ができなくなりますから、放っておけば数分以内に心臓も止まります。ですが、呼吸が止まった状態で人工呼吸をやる、人工呼吸器を取り付けることによって心臓は止まらないで動きつづける。これは近代医学の進歩のたまものなんです。そうなると、将来、心臓が止まっても人工心臓というものが発達してきて、それに切り替えて治療すれば、ひょっとすると心臓死はなくなってしまうのではないかということも考えられるわけです。

永瀬　私はやはり死というのは一つのことで、脳死であるのか心臓死であるのかということを判定する基準がいくつかできた。心臓死であれば三徴候を基にする。脳死であれば竹内先生の研究班でお決めになったような条件で判定する。条件が違ってきただけで「死」ということについてはどちらも同じように私は思いたいのですが……。

さきほど竹内先生もおっしゃいましたように、人工心臓というものが将来十分に機能を発揮するようになれば、これは臓器移植ということを前提にしての考えですが、脳死ということはあまり問題にしなくともよくなるのではないでしょうか。ただ、人工心臓が完成してしまったときには、脳死を「死」と認めますと、そこから後のいろいろな医療の操作は死後の処置であって医療行為ではなくなると思います。

竹内　おっしゃる通りだと思います。脳の働きが戻らないという状態をいたずらに長引かせた場合、それを生と考えるかどうかは問題がありますね。

それと、いま永瀬先生のおっしゃった「死後の治療」になるのではないかと思うのですが、近ごろよく着院死ということが言われています。病院に着いたときには心臓も呼吸も止まっているという状態。それは死の三徴候から言えば死んでいるわけです。ところが心臓マッサージや人工呼吸、あるいは注射をするといったいろんな処置をして蘇生するという例があります。こういった場合、その人に死後の処置をしたという態度はとれないわけです。医療行為になるわけです。ですから期間の長短はあるかもしれませんが、脳死の状態になったからすべての治療行為をしてはいけないというのは、ちょっとどうなのかなということです。

永瀬　私は治療をしてはいけないというのではなくて、それは家族の希望とかいろいろな事情によって治療はするかもしれない。ただし、それを健康保険がお金を出すというのではなくて、家族が自分たちの懐から出して治療をなさるというのだったら、そういう場合もあるだろうということなのです。それを公的な医療費を使って行うのはちょっとおかしいのではなかろうかというふうには考えています。

◆医療現場の「脳死」に対する知識

編集部　藤井先生、お医者さんではない立場からどのようなお考えをお持ちでしょうか。

藤井　これまで脳死に関して、お医者さんの中でのコンセンサスがないというのが私ども一般人から見まして不安になる点なんです。お医者さんの間でも賛成、批判両方の立場があるというのが現在の状況ではないでしょうか。しかも脳死の問題と移植の問題とは切り離せないという問題も出てきているようです。

最近、自分のお子さんを交通事故で亡くし、病院の脳死判定から愛児の腎臓を提供するに至った経過を手記にされたお医者さんがおりましたが、その先生ですらも、脳死判定が早過ぎはしなかったか、子供が生き返ったのではないかという感じを残しておられるんですね。ですからそういうものを読みますと、お医者さんの間でのコンセンサスは得られないものなのだろうか、と思うわけです。逆に質問の形になってしまうんですが、いかがでしょうか……。

竹内　医師というのはいろいろ専門がありますから、ひとくくりにしにくいと思うのです。それに、ごく最近まで大学の教育では脳死の講義はなかったですしね。現に医師の中にもまったく脳死を見たことがないという人がたくさんいるわけです。ですから脳死について正しい知識を持っていない医師が発言したような場合、それを医師の意見として（知識を持っている医師の意見と）同じウエートで扱ってよいものか、問題があると思います。私ども脳外科医の集まりでは皆いやというほど経験していますから、脳死への異論は出てこない。ただ医師本人の人生観とか哲学などの違いはもちろんあります。ですから、自分は脳死状態になっても心臓が止まるまでケアをするのだという考えを貫いている先生はいますけれども、脳死に対する医学的な知識は同じです。医者のコンセンサスをまとめて欲しいというご意見ですが、これはなかなか難しいです。なぜなら、私自身も知らない領域の話に関してはコメントできないですからね。

藤井　実際に基準に沿った脳死の判定ができるのは大病院だけだとも言われていますけれども、そうなんでしょうか？

竹内　大病院という言葉がまた問題なんですけれども、私たちの基準というのはできるだけ難しい方法を使わないという方針で作りました。ですから批判する医師の中にはもっともっと高度の検査を行ったらよいのではないかという意見もあります。しかし、われわれはできるだけ多くの医師たちが利用できることを目的にしましたから。ただ、検査には脳波計や無呼吸検査をやるガス分析装置が必要です。このへんは特殊な検査方法ですが、あとは懐中電灯とハンマーさえあればできるということなのです。

それに人工呼吸器がなければ脳死の状態が生まれないとすれば、最小限人工呼吸器のある施設でないと脳死という症例は出てこないわけです。残念ながら二四時間いつでも脳波がとれる、あるいはガス分析ができるというような病院はそうはないです。そういう意味からいえば藤井先生の言われる〝大病院〟でなければ脳死の判定はできないということになります。

永瀬　ここに脳死をどのように考え、受け取っているかという日本医師会の役員、代議員、その他の委員会の委員にアンケートを取ったデータがあります。四二六名が回答しています。そして脳死への関心があると答えた人は九二・三パーセントです。脳死状態の患者の診療の経験があると答えた人が四四パーセント少々、開業医も今後大いに関係するだろうという人が五四パーセントを超えています。そして脳死と植物人間の区別ができると答えた人が三九・七パーセント、だいたい分かると答えた人が四五・八パーセント。両方合わせると「だいたい分かる」人が九割近くいるということです。詳細は表をご覧いただきたいと思いますが、脳死を死と判定することに賛成と答えた人が三八・五パーセント、条件付きで賛成の人が四三・四パーセント、これも両方合わせますと、日本医師会の役員とか代議員といった先生方は八割近くが脳死を死と判定する根拠にしてもいいと考えていることが分かります。

編集部　いま永瀬先生から日本医師会のアンケート調査のご説明をいただいたわけですが、藤井先生、どう受け取られましたか？

藤井　私は以前ＮＨＫや読売新聞の調査を見まして、一般の人々の意見が割れているのにびっくりしました。ですから具体的に、例えば臓器移植というような問題が出てきた場合、やはりこの問題は国民のコンセンサスを得なければならないと思います。ところが、このコンセンサスの内容ということについては、まだ論じられていないように思います。

◆臓器移植は宗教上問題にならないか？

藤井　宗教学を専門にしている立場から申し上げますと、仏教やキリスト教ではイデオロギーのレベルでは全く問題にならないと思います。といいますのは、仏教の場合ですと身体に執着するという考えはないんですね。仏教には捨身《しゃしん》という思想が脈々と流れていまして、身をすてて真理を聞くというのは経文にもよくある話なんです。

例えば鎌倉時代の僧・親鸞上人は、自分が死んだら鴨川に遺体を捨てて魚の餌にして欲しいという遺言を残しています。ですから仏教の思想の中では自分の死後について、人の命を救うためなら臓器を提供してもよいという考え方はくみとれるわけです。

編集部　キリスト教ではどうなんでしょうか？

藤井　キリスト教の場合は創造主と被造物との関係ですから、人間の捉え方が少し違ってきます。『旧約聖書』の一番最初が「創世記」で、神がアダムとイブを創られた話が出てきます。人間は神が自らの姿に似せて土を集めて創った創造物です。

神がご自分の息を吹きかけるとアダムとイブになる。すなわち神の息というのが霊になる。その身体は土で創られているから、人間の体が死んだときは霊は天に昇る。肉体は土に帰してあげるということになります。

一九六三年に教会法が改定されるまで、カソリックでは火葬が禁止されていました。埋葬でなくてはいけなかった。これは復活の思想ということが絡んでいたからです。これはキリスト教の民俗化された考えではないかと思います。本来、土葬が基本であったのは、人は神の御業によって創られているので遺体を土に帰してあげる。そして遺体はいったん埋葬したら神の御業を冒瀆しないという考えから掘りかえさないという原則があるからなんです。

一方、霊は天に昇りますが、復活は遺体がよみがえるのではなく、霊的身体をとることなのですから、キリスト教の場合も人間の死体に対する執着心というのはありません。抵抗があるとすれば神の御業に対してどうかということですね。

編集部　では現在の日本にあてはめた場合はいかがでしょう——

藤井　仏教を教義的レベルで考えては話が進まないわけです。日本には民間信仰というのがあり、仏教がその民間信仰の中に入っていくと同時に、民間信仰もまた仏教の中に入って来るという形をとっている。この仏教と民間信仰が融合したものが日本人一般が考えている仏教だろうと思うのです。としますと、日本人が遺体をどう考えてきたかという点から申しますと、臓器移植を認めるだけの基盤はない、完全に割り切れるだけの考えかたというのは持っていないと言えます。

永瀬　と申しますと？

藤井　さきほど竹内先生が止まった心臓が蘇生する例もあるとおっしゃいましたが、それを古代では殯《もがり》といいまして、天皇の場合は一年以上も殯の期間がある。つまり殯の期間に蘇生する可能性があるから、鎮魂とか外からやって来る魔物から守るという意味で遺体を大事にする。日本の宗教はこの二つのことを基本にして出来ていますから、脳死やそれに伴う臓器移植が受け入れられるかどうか問題だと思います。すなわち家族の無意識な根底の中には遺体に対する執着がありはしないか、それをなんとかしなくては臓器の移植は望めないのではないか、私はそう思うんです。

永瀬　臓器を傷つける、あるいは移植するというのは日本人には馴染めないのではないかという藤井先生のご意見ですが、しかし現在では遺体を焼いてしまうことを何とも思わない時代ですから、臓器を取り出すのを嫌だというのはどうも矛盾しているように感じますが……。もう少し時が経てば、お役に立つのだったら提供しますというような気持ちを相当たくさんの人が持つようになってくるのではないでしょうか。

藤井　私もそう思います。キリスト教の場合は霊という問題に非常に力点が置かれますから、臓器移植を受け入れるだけの基盤があるわけです。ところが日本の場合はいろんなネックがある。永瀬先生は日本の場合火葬が盛んだとおっしゃいましたが、実は火葬の導入は早いのですが、盛んになったのはつい最近のことなんですね。終戦後でも五〇パーセント、市町村が合併されて都市化が進むとともに急激に増えまして、現在は九四パーセントになっています。

まあ土葬から一挙に火葬になってしまえば問題はなかったのですけれども、江戸期からずっと土葬が中心であったというところに、日本人は死体をモノとは考えずに、意志をもち生者に影響力をもつ存在と考えてきたといえます。

◆「脳死」を認めきれない慣習と感情

永瀬　藤井先生がおっしゃいましたように、仏教では身体というのは地に帰る、霊魂というのは別なものになってしまっているということですから、そういうときに臓器がお役に立つのならいつでも役立てて欲しいと、エシックスと言いましょうか、倫理というのはお釈迦様がおっしゃった二千年前からずっと伝わっていたように思うんですが……。

藤井　思想としては伝わってきました。ですから教義のレベルでは現在でもそういった考えは生きています。

永瀬　そういう形から言えば、私は倫理観は二千年前とそう変わっていないと思うのですが。脳死と臓器移植を一緒に考えてはいかんという意見もありますが、お役に立つのでしたら誰かに差しあげましょうという考えかたを、日本人もこれから持てばよいと思います。だんだんそういう方向になってくるのではないでしょうかね。

もし人工心臓が完成すれば、もう人に心臓を与えなくてもよくなるわけです。いま暫くの間は脳死と心臓移植は大変密接な関係にあるので、混乱する時期だと思います。まもなくこれは解決するように思えるのです。

藤井　私もそう思っているのです。といいますのは輸血の問題があるのです。近代医学が入って来た当初は輸血に対する抵抗があったと思うのです。他人の血を体内に入れるなんてとんでもないことだと。それがまたたく間に認められて、火葬の場合と同様に法律ができてしまうと日本人は単純に従ってしまいますから。ただ（臓器移植については）もう少し余裕が欲しいという気がしますね。

編集部　宗教的な感情もありまして、一概には脳死や臓器移植を認めがたいという状況もあると思いますが、これらのギャップといいますか、意識の統一をはかるにはどうしたらよろしいとお考えでしょうか……。

竹内　人の考えかたはさまざまですから、脳死の状態をその人の死と考える人とそうでない人がいます。一〇〇パーセントどちらかの考えになることはあり得ません。現に臓器移植を盛んに行っているアメリカでも脳死を人の死と考えない人が一五パーセントくらいいるわけですから。

　脳死を人の死と考えろと強制することはできないでしょう。もし立法化ということになれば、脳死を人の死と考えないという、そういった人々への配慮はなくなってしまうんではないかと、非常に神経質になっているようです。例えば、スウェーデンでは死と判定した場合には治療行為はしてはいけないという規則ができました。このように割り切った国もあるわけですが、私はそういうことはすべきではないと考えます。

編集部　さきほど永瀬先生から、日本でも脳死と臓器移植の問題は意外に早く解決するのではないかというお話がでましたが、竹内先生はいかがお考えでしょうか。

竹内　私はよく言うのですけれども、脳死のことを一番正しく理解している一般の人たちは誰かといいますと、それは身内に脳死の人が出た人たちだと。というのは、それだけ真剣に患者の状態を見ているわけです。同時にわれわれもベッドサイドで脳死の患者さんについて医学的な説明を十分にしますから、ほとんどの人はそれで分かるわけです。もちろんそのときに親子の愛情とか突然起こったことで覚悟をするのに時間がかかることはあるにしても、脳死を正しく理解する人というのはそういう形で増えてくるのではないかと思います。ただ、テレビや新聞で得たいわゆる科学教養としての知識だけで急に理解が高まるというのは難しいのではないかという気がしますね。
　ひところは脳死と植物人間を混同していましたが、情報化社会のおかげで違うのだということが定着してきました。ことに、このあいだのフランク永井さんの話などが大きく取り上げられたりしまして、啓蒙的な話題はこれからもますます増えてくると思いますし、理解度も高まると思います。

永瀬　その点で、藤井先生が最初におっしゃったように、医者の中で意見が違うようでは困るではないかというお話はどこでも出てくるだろうと思いますが……。

竹内　数年前までは「俺は脳死の患者を何人も助けたことがある」と豪語するお医者さんがいたことも事実です。いまはそんなことを言うお医者さんはいないと思いますが。非常に早いピッチで知識は普及していますからね。もっとも私たちがハッとするようなことを発言するお医者さんは、いまだに後を断ちませんね。

◆基盤は医師と患者の信頼関係

藤井　私たち素人から見ますと、医師の世界というのは宗教以上に閉鎖的なのではないでしょうか。お医者さんによって違いますけれども、病状などについて患者に正確に説明してくれる医師はいまだに少ないですね。アメリカなどの場合を見ますと、手術をするかしないかの前に時間をかける。あなたの病状はこれこれこうだからとか、私はこういう手術の経験があるから私でいいかとか、事前に了解を求める。日本ではそれがない。

こうしたことはなんとかお医者さんのほうからなくして欲しいですね。これは、そのまま医の倫理につながることだと思いますし、生命の尊厳をどう考えるかということにもつながることだと思います。医師と患者の信頼関係が築かれてこなければ、臓器移植はできないでしょう。

「このお医者さんなら」という信頼関係があれば何でもできると思いますが……。

永瀬　現実はたしかにそういうことになっているように思います。最近は患者さんの権利ということが非常にやかましく言われるようになってきました。私は、患者さんは医師から説明を聞いた上で、その治療を受けるかどうか決定する権利があるとの主張、これは世界医師会の宣言の中でもそういうことを言っておりますが、しかと受けとめるべきでしょう。

竹内　私の長い経験から言いますと、ある手術をしたほうがいいと説明した場合、患者さんの側から安全かどうかということを聞かれるわけです。しかし、われわれは良心的に一〇〇パーセント安全だとは言えない場合が大部分だと思うんです。患者さんによっては「一〇〇パーセントと言ってくれなければ絶対に手術をしてもらいたくない」という人がいます。ところが手術の成功を一〇〇パーセント保証できる外科医というのはいません。神様だけだと思います。(笑い)

また真実を話したために手術を拒否するというような例も出てきます。その場合、一〇〇パーセントではなくても、一〇〇パーセントだと言って安心してもらって手術をするといった方法もときには必要なのかもしれません。問題は、さきほどのお話にもありましたように、現代社会では医師に対する信頼関係が薄れているということではないかと思いますね。

永瀬　そういう点では、私は竹内先生がこうだとおっしゃれば信頼してお任せしますけれども、私がそう言ったのではどうも信頼されそうもありませんね。(笑い)

竹内　いやいや、私はワイフが風邪を引いたときに、ワイフの実家から電話がかかってきて「いったい医者に診せたのか」と怒られたことがあるんです。そういうわけなんです。(笑い)

永瀬　いつの場合でも、あの人が言うんだったら信頼しましょうというような医者にならなければいかんと常に思っております。お話にもありましたように、あらゆる状態を患者さんに十分説明しなければいけないということは、医師会でも皆さんに言っていることです。いや、そうした形に一歩でも近づきたいというのがわれわれの気持ちであることは事実です。そして日頃から信頼を得るだけの下地を十分作っていなければならんと。

◆臓器移植で患者側に差別は生まれないか?

藤井　さきほど治療を受けるか受けないかの決定権は患者側にあるというお話が出ましたが、日本にはいわゆる自己決定権というものはないように思います。角膜や腎臓移植に関する法律でも遺族の承認を必要とするとありますね。としますと、法律上からいってもいろいろなネックがそこにあるのではないでしょうか。

竹内　それについては加藤一郎先生（成城学園学園長、元東大学長、厚生省「生命と倫理に関する懇談会」委員）なども、いつも言っておられますね。

永瀬　私は死の判定については医師にまかせて欲しいと思います。また、それだけ信頼を得られる医師であって欲しいと思います。

現在、角膜と腎臓については死体からすぐ取ってよろしいという法律がありますが、あの法律の中に心臓も肝臓も、その他の臓器も加えれば、医師が死亡を確認することでメスを入れることができるのではなかろうか。そして医師が本当に助けたいという人に臓器を移植する、私はそれがいいのではないかと思います。

これは自分が一番乗りするのだとか名誉心とかいうものではなく、本当にこれが患者さんのために必要なのだということで移植をされるのであれば問題はないと思いますが。医師として良心に従ってその手術をしたのであれば、私は法律的に後から追及されたり、世間から悪口を言われても甘んじて受けるくらいのものはあってもいいと思います。どうも私の考えかたはエキセントリックで先走っておりまして……。（笑い）

藤井　そこに臓器を提供する側と受ける側というものを考えた場合に、臓器移植にかかる費用というのはものすごいですね。先日テレビを見ていましたら肝臓の手術に七百万円以上かかるといっていました。そうすると、それだけの手術を受けられる人は非常に限られてくる。

それからいまのような日本の状況から見ますと、臓器の売買の問題も出てくるのではないか、もちろん純粋に自分の体を役立てたいという願いは尊重すべきだとおもいます。しかし、それを逆手にとって自分の腎臓を一つ売るとか、そういう売買が出てきはしないだろうかという心配もある。

それと臓器の提供を受ける側の権利というものもありますね。現実に医療が施されるという条件を考えた場合、非常に限られていますから、（移植は）一部の人に限定されはしないだろうかという心配もある。それが全ての人に開放されるような、あるいは売買といった行為をチェックできるような機関を設立する必要もあるのではないでしょうか。

永瀬　アメリカでは臓器の提供者は無償ということになっていますね。日本でも角膜と腎臓の提供者は、それを斡旋するに際しては厚生省の承認がいるというような規定があります。斡旋というのは経済的な意味での斡旋ではなく、希望している人への斡旋です。さきほど七百万円とかおっしゃってましたが、提供した人はまったく経済的なメリットは受けません。

藤井　そうですか。

永瀬　それと、一人の人間に何百万、何千万円ものお金をかけて命を助ける、それが九十歳を過ぎたお年寄りといった場合、それだけお金をかけた効果があるのだろうか、他のことに使えばたくさんの人を救うことができるのにといった疑問が、あるいは出てくるかもしれません。しかしそれは別の問題で、われわれ医者としては答えられません。ただ、国の医療政策ということになれば、そう一人にばかり一千万円もお金を使われてはかなわないという考えは出てくると思います。

竹内 私は移植にかかる手術料金というのがどのくらいかかるのかわかりませんけれども、日本のいまの経済的な感覚からいえば、その程度のことで困るような経済力ではないと思いますが。アメリカでは心臓移植なども保険の対象になっているようです。おそらく日本でも移植ができるようになれば、保険も適用されるのではないでしょうか。

それから、限られた人しかそういう恩恵を受けられないのではということですが、例えばフランク永井さんが助かったのも、あの人だから助かったのだというような言い方をする人がいる。われわれ臨床の場にいる者にとっては極めて奇異なる発言ですね。われわれはどんな人であろうが、そういう状態にあれば同じように全力を尽くすわけですから。

永瀬 アメリカでは老人には公費の医療費は出さないという例もでてきましたね。少し知能が劣っている白血病のお年寄りへの治療を止めるということを、裁判所が決定しているんですね。これは、それだけのお金をいかに有効に使うかどうかということを、すでにアメリカでは考え出したというようにも受けとれました。われわれ日本ではとても考えられませんですがね。イギリスでも六五歳以上になりますと人工透析でさえも公費ではしませんという。国が年寄りを切り捨てようという態度を見せてきたのは大変残念に思いますね。日本にそういう考えかたが入ってくるとは、現状ではまずないと思っておりますが……。

藤井　そういう場合、日本では病院の倫理委員会というのはどうするわけですか?

竹内　その判断を倫理委員会に仰ぐということも一つの方法だと思います。ただ数分以内に判断しなければいけないというようなことがしばしばあるので、倫理委員会を待てないということもあるのです。ただ時間に余裕がある場合は、倫理委員会のようなもので結論を出すのがいいと思います。一人の判断に委ねるというのはあまりにも重荷過ぎると思うのです。

永瀬　たしかにそう思います。救急患者が同時に何人もきたときには、誰から先に手術をするかという悩みと同じですね。戦争のときは軽傷者からやれということになっていましたけれどもね。

(笑い)

藤井　人間の社会ですから、どうしても順番が出てくるとは思いますが、これは最後まで残る問題でしょうね。

◆本人の意思を尊重する臓器提供を行うには

編集部　ところで、臓器移植が行われるような場合、例え法律で認められても家族や遺族の同意の問題が出てくると思いますが、それについてはいかがでしょう。

竹内　これは法律家の意見の受け売りになるのですが、本人の意思が一番重要になる、本人の意思のない場合は、本人との関係において近い人の意見が尊重されるということになるのだそうです。われわれが現場におりますと、例えば夫の場合には妻という立場が一番近いわけです。ところが日本では妻の座よりも夫の両親のほうが強いというようなことがしばしばあるわけです。あるいは夫の兄弟とか。どうも日本は「親族」という言葉で非常にあやふやだということだそうです。

藤井　あいまいなのは「遺族」としか書いてないからです。「遺族の承認を得なければならない……」と――。

竹内　その遺族ですけれどもね……。

藤井　順位が決まっていないということなのです。

永瀬　ＮＨＫの行天さんがおっしゃっていたことなんですが、日本には〝ポッと出症候群〞というのがあって、わりに縁の薄いような者がポッと出てきて勝手なことを言ってブレーキをかける。つまり親戚の端のほうのおじさんとかおばさんとかが出てきて「死体に傷をつけるのはけしからん」とかいうことが起きてくるわけです。

竹内　それはしょっちゅうあります。

藤井　私も新聞で読んだ知識なんですが、アメリカには患者が脳死の状態になると、遺族と医師の間をとりもつコーディネーターという職業の人がいるそうですが……。

竹内　日本の医師も移植に熱心であれば、そういうコーディネーター的な役割を果たすかもしれません。ただ現状ではいろんなトラブルが起こる可能性をもっているので、一般の脳外科医はあえてそれを避けたいという気持がありますね。

言い方を変えれば、脳外科医というのはその患者さんを救わんとして全力をあげてきているわけです。したがって、その患者さんに対する愛情というのは非常に強いわけです。その人がたとえ脳死になっても、ではすぐに移植へ連絡して臓器を取るようにというような、気持ちの切り替えはなかなかできないのですねえ。

永瀬　自分がそれまで本当に頑張って治療をやってきて、しかも脳死になってしまったということになると辛くもありましょうし、自分自身が落ち込むような感じになりますねえ。

竹内　ところが移植サイドは、脳外科医はなぜそんなにいつまでも自分たちの患者を持っているのか、さっさとわれわれのほうに手放せばいいではないかというような気持ちを持っているわけです。それはわれわれの気持ちを逆撫でするようなものです。

藤井　それはそうでしょうねえ……。そんなとき、病院の倫理委員会の中に宗教家や法律家なども入れていただいておれば、なんらかの形での橋渡しができるかもしれませんね。

竹内　そうですね、ニュートラルな意見を持っている方をですね。そういう倫理委員会が多いのではないですか。

永瀬　それからリビング・ウィル —— 生前の意思表示といいますか、生きている間の遺言といいますか、そういう形のものもこれからだんだん多くなるように思います。こうした本人の意思が残されておれば、遺族も「イエス」と言いやすいだろうと思います。

藤井　ただ、そのリビング・ウィルが何歳になったら妥当なものとして認められるのか、そのへんも非常に難しい問題ですね。例えば、現在の角膜、腎臓移植に関する法律では、本人の生前の意思があっても遺族が「ノー」といえばだめだとありますね。イギリスでは本人が生前に臓器提供を認めた場合でも、後で変更して、それを遺族が申し立て、正当性が認められればその限りではないというふうに法律で定められています。ですからリビング・ウィルを定めるにしても、きめ細かな法律の概念が必要ですね。

竹内　アメリカでは自動車の運転免許証に臓器を提供するかどうかの同意書のようなものがあると聞いてますが。

藤井　フランスでは下手をすると旅行者でも死亡した場合は提供されてしまうこともあるということです。スイスなどもそうです。共産圏はとくにそうです。先進国のなかでそういった法律がないのは日本ぐらいじゃないですか。

永瀬　日本でリビング・ウィルを取り入れる場合、私は途中で遺言状が変えられるのと同じように、リビング・ウィルも変更できるように作ればいいのではないかと思っています。それにプラスして家族の意思も尊重するような形にしないと、現実にはうまくいかないだろうとも思います。とにかく、元気なときに「もし自分が脳死状態になったら、お役に立つ人があれば臓器を差し上げます」と書き残しておけば、家族も医師も助かるだろうと思うのです。

藤井　いずれにしても、もっともっと啓蒙運動や論議が必要ですね。

永瀬　ごもっともです。

〈座談会〉

19 生倫懇「脳死および臓器移植についての最終報告」をめぐって

（一九八八年二月）

出席者（発言順）

日本医師会常任理事　村瀬敏郎

杏林大学医学部長
厚生省脳死に関する研究班班長　竹内一夫

国学院大学法学部教授
日本学術会議会員（第二部）　澤登俊雄

（司会）医事評論家　水野肇

心臓死以外にも脳の死をもって人間の個体死と認める、との最終報告への評価をめぐって、四人の識者にお集まりいただいた。広く各界からの意見収集は評価されたが、脳死、心臓死いずれの死も認めるなど、死の相対性を容認し、さらには臓器移植も認めている点には、法律論の立場から疑義が示された。いずれにせよ、脳死・臓器移植容認が国民的レベルで定着するには、まださまざまな紆余曲折のあることをうかがわせた。座談会では、その問題解決のためには、国民の医師に対する信頼度が特に重要である、と強調された。

◆最終報告までの経緯と感想 ――

各界からの意見収集は評価

水野　今日は日本医師会の生命倫理懇談会より出た「脳死および臓器移植についての最終報告」についてお話を承りたいと思います。

まず、村瀬先生からこの最終報告が出るまでのいきさつを、お話しいただきたいと思います。

村瀬　日本医師会で生命倫理懇談会を作りまして、男女生み分けの問題について一度討議をしまして、その報告書を出しました。その次に会長の諮問で、脳死および臓器移植について話し合ったわけです。

中間報告に対して、皆さんからご意見を伺うという作業を九月ごろまでやりまして、中間報告についてのアンケート調査は一四六七通（内訳は別表参照）お出ししました。一四六七通のアンケートのうち、六四九通のご回答があり、三八六通に意見が書いてありました。それで、この意見を生命倫理懇のメンバーは全部お互いが読みまして、意見を詰めたわけです。また、竹内先生の基準そのものに対する疑義も、相当ありましたので、整理しまして、竹内先生に質問状を出して、その一つ一つについてお答えをいただきました。それも最終報告の資料として入っています。

水野 竹内先生はどう受け止めておられるわけですか。

竹内 いろいろ質問も出ましたけど、私は厚生省研究班で作った判定基準を必要にして十分な基準だと、いまでも思っております。多少食い違いはあるんですが、生命倫理懇のメンバーに評価していただいて、そういう点ではたいへん敬意を払っております。

水野 またあとでいろいろお伺いするとして、澤登先生はあれをお読みになって、どういう感触を持ちましたか。

澤登 各論的にいろいろあるんですが、大ざっぱに言うと、各界から広く意見を求められたという点は非常に敬意を表します。ただ、私どもは法律家ですので、理論体系としてどう整っているかということに重点を置きますが、中間報告の場合はかなり脳死説を前面に出して、理論的にはある意味でかなり一貫していました。

ところが最終報告になりますと、やはり加藤［一郎］先生のご意向がかなり強く前面に滲み出てきていると思うのですが、最初のところは脳死説がかなり強固にあるんです。しかし、あとの臓器移植のほうまでずっと読んでいきますと、体系的な統一という点では、中間報告よりは線がぼやけているという感じがするんです。

そのことをいいと評価するか、あるいはぐあいが悪いと評価するかは人によって違うと思いますけれども、いろんな意見を入れますと、どうしてもこういう形にならざるを得ないのではないかと思います。

◈日本医師会の立場――学術専門団体として医師・国民に素材提供

水野　日本医師会としては、これは国民に対して言うという立場なのですか。それとも医者なり、医学会などに対して言うという立場なのか、どうなんでしょうか。

村瀬　一月一九日の理事会でどういう決め方をするか、まだ分かりません。一月一二日にこれを全理事に速達で送って、一九日に協議※しますという形でお願いしております。ですから、それまでは日医の立場は明確にできませんし、本日の座談会での私の立場も、あくまで生命倫理懇のお手伝いをした事務係という立場です。日医としてはおそらく生命倫理懇からいただいたこの報告をオーソライズして、この考え方でいこうじゃないかというふうな、医師会に対する考え方の素材の提供という形をとるのではないか、ということがまず第一に考えられます。どうしてもこれでやれとか、やるなとかいう問題でなくてですね。

それが二次的に、はね返りとして一般社会にもいくでしょう。ただ、学術専門団体である日本医師会としては、やはり一度は、この問題について何か言わなくてはいけないだろう。それがこの報告書で適当なのかどうかというふうな議論をしたうえで、会員に流すことになると思います。

（※日医は一月一九日の理事会で、最終報告書を正式に了承した）

水野 そこが微妙なところだと思うんですけれども、やはり日本医師会の代議員会なり、理事会なりで、この線に沿って考えていこうと決まれば、やはりそれは国民に対してある程度ものを言ったということに、結果としてはなると思うんです。

そこでこのペーパーの流れみたいなものが、非常に重要になってくると思いますが……。

竹内 流れについては、別に異論はありません。特に、反対意見の人の声をはじめ、広く検討されているし、この結論は大いに尊重しなければいけないのではないかというふうに考えています。

水野 流れについて、澤登先生はどういうふうに見ていますか。

澤登 中間報告を基礎にして、いろいろな意見を一度収集されてまとめられた。それが内容として記載してあるということは適正だと思います。

水野 内容についてはどのように思われましたか。

澤登　内容については、いろいろ注文が……。

◆法律論からの疑義――死の概念の相対性は認められるか

水野　では少し内容に入らせていただきましょう。澤登先生からどうぞ。

澤登　前半の脳の死についての医学的な判定方法や基準については、医学者の間で十分コンセンサスが得られれば、医学の専門性を尊重して、それを認めるのが法律家の基本前提だと考えます。ただ、法律家としては、医学的に見て個体死である、よって法律的にも死んだものであるから、死体として法律的な処理をするということについては、必ずしもただちに「そうだ」というふうに断定するわけにはいかないだろうと思います。

その点で、ポイントだけ一つ申しますと、やはりいちばん気になりますのは、死の概念の相対性を認めている点ですね。医学的に脳の死が人の死だというふうに言っておられることはいいんですけれども、これが後半、法律的な死の概念が問題になってくると、いくつかの法律的な死があっていいと、相対性を認めている。これは法律家としては、認めがたい議論です。

まったく別の例で言いますと、法律で大人として扱うという場合に、ある人間は一六歳でよろしいが、ある人間は二〇歳で、というわけにはいかないのと同じわけです。

水野　いまのご意見についてどう思いますか。

竹内　脳死の最終判定は、脳死の基準をすべて満たして、さらに六時間ないしそれ以上観察した後ということになっています。医学者はその時間が死亡時刻であると考える人が多いのです。しかし、法律家、あるいは法医学をやったような人は、六時間たって回復しないという事実があれば、最初にすべての基準項目を満たした時点にさかのぼって死亡時刻を設定すべきである、という考えと聞いています。

従って、いまおっしゃるような意見は分からないわけじゃないんですが、アメリカでは心臓が止まった場合の死と、脳の機能が消失した場合の死という、二つの種類に分けているし、スウェーデンなんかは、人間の死はすべて脳が死ぬことによって決めるんだという一元的な考えをしているわけです。ですからそのへんの違いと同じことなんじゃないでしょうか。

澤登　その点もありますけれども、死の相対性というのが、この報告書のなかで二種類出ているんです。一つは六時間前か、六時間後かという相対性。もう一つは、臓器移植の場合、本人および家族が脳死段階で死と認定してよろしいと同意をしておれば、それはもう死んだものと考えて、臓器を摘出してよろしい。しかし反対した場合は、それができないという意味での相対性。

前の場合について申しますと、いま法律家はどちらかというと六時間前に死亡時刻を設定すべきであるという意見のほうが多いとおっしゃられました。けれども、むしろ六時間後に統一したほうがいいという意見のほうが多いんです。と申しますのは、医学的に脳が死んだ、つまりもうこれは助からないんだという事実は、レスピレーターを外していいさまざまな条件の一つであるわけですね。

六時間たたなきゃ条件は満たされないなら、何も前か後かにこだわる必要はない。だから条件の一つであるとすれば、六時間後でも十分だ。何も前に持ってくる実益はないという意見になるわけです。

そういう意味では一致しているわけですが、ただ六時間たったら法律的にすべて死んだもの、つまり死体として扱っていいかどうかということは、私としてはまた別の問題だというように思います。

それからもう一つ、臓器移植のほうの相対性の概念ですが、本人あるいは家族が同意していればいいが、そうでなければそうはいかないというのは、まさに法律的に死が二元的にあることになるわけです。

◈国民的合意は可能か――機械で動いている心臓への現代的評価

村瀬　そこはいろんな議論が行われました。私は傍聴していたわけですが、その雰囲気を申しあげますと、やはり死というのは、ある一つの慣習によってずっと決められてきた考え方であって、現実に多細胞動物の場合には、「死んだよ」と言ってから取り出した腎臓を移植しても、立派に生着することが知られています。そういうことはいくらでもあるわけです。しかし、従来は長い間脳、肺、心の三兆候で決めてきた。

ただ機械で動かしているだけという状態が起きてきたため、死の概念に別のファクターが加わってきた。死亡時刻の判定のところで、両論併記になっているのは、全体の流れの中で、〝現地点では〟こうする以外にないということだと思います。そういう言い方が各所に出てこざるを得なかったのだと思います。

澤登　ですから死の概念の相対性が国民の常識の中に定着していれば、いっこうにかまわないわけなんです。現在の心臓死だって法律で決めているわけじゃない。だんだんそうなればいいわけです。

従って、国民の常識が定着していて、ある場合は脳死、ある場合は心臓死で認定してよいということになれば、別に法律がそれに異を唱える必要はない。しかし法律家としては、そういう常識が定着する前に、法律でこれは死であるということを明記しないまでも、実際、法律の規定から見るとそう読めるような規定の仕方は、やはりしてはいかんだろうと思うわけです。

村瀬　ただご存じのように、脳死の場合は年間七千例ぐらいしかないため、国民が常識として脳死を認めるのに、どのくらい時間がかかるか分かりません。しかし、現場のドクターが、違法として摘発されたりすることのないように、われわれとしては学術団体としていちおう言っておいた方がいいと思うわけです。

澤登　むしろいまおっしゃったように、ずいぶん乱暴な議論かもしれませんが、こういうケースの場合は常識的に犯罪と言えないんじゃないかというコンセンサスが得られればいい。しかし、そんなものは議論したって、国民全体の議論は聞こえてこないわけですから、最終的には裁判官が国民の意思を忖度して判決を出す。

その判決に対してわれわれが賛成したり、批判したりするということで積み重ねられていくわけです。国民が合意していけば、それをもっと厳格な条件で立法化しようと言って、優生保護法とか角膜の移植のように、法律家が協力して作っていく。そういう形がこの問題のプロセスではないでしょうか。

村瀬　現在の医療社会には、いま先生がおっしゃったようなプロセスに、なかなか決意を持っていけないような雰囲気があります。ですから日本医師会としては、やはりこういう形のものを出すことによって、皆さんそういう方向でやってごらんなさい、そうすると社会全体は追認してくれますよ、ということになるんだと、私は思うんです。

ただ私どもにとって、報告書でいちばんきついのは、医師への信頼の回復というところなんです。この報告書のような方向でいいんじゃないかと認めてもらうには、やはり医師と患者の信頼関係がきちっと確立してないとダメだよと言われているわけです。
日本医師会としては、ここのところをどういうスタンスで考えていくべきか、いちばん気になるところです。

◆脳死の判定基準――ハンマーと懐中電灯でも判定はできるが……

水野　竹内先生、個々の点について、何かご意見はございませんか。

竹内　私は判定基準に関してしか申しあげられないんですけれども、厚生省の研究班の判定基準というものを出したのが約二年前。その判定基準を全国の医療施設で現在使ってもらっているわけです。国際的にもかなり知られている。そういう意味で、いわゆる脳死判定の実務に携わっている専門家の間では、現場でそれほど大きな問題は起きてないと思います。ただ脳死になじみの少ない人からは、いろんな疑問が出ています。しかし、これは止むを得ないことかもしれません。
一般的に脳死の判定というのは、ハンマーと懐中電灯があればできるというぐらい、専門医にとっては患者さんの枕元でできることなんです。しかし一方では、ＣＴだとか、ＭＲＩだとかという、近代的な画像診断方法とか、あるいは脳幹誘発反応というような、新しい電気生理学的な装置などを使ってやるべきだと言う。一見頼りないように思われる簡単な反射の検査を軽視して、逆にそういう画像診断みたいなものを過信していくという形は、よくないのではないかというように思います。従って、日本医師会の生命倫理懇がそのようなことに関して、正しい判断をされたということを評価しています。

ただ、脳死に関しては、世界的に大きな問題点がなお三つあるのです。まず、全脳死の概念と、脳幹死の概念との対立というものがあります。

次に脳死の概念として、全脳機能の不可逆的な喪失という、いわゆる機能の喪失の概念と、脳の壊死、つまり脳の細胞がすべて死ぬという概念とがあるわけです。もし後者の概念を採用しますと、現在臨床的なレベルで、脳の細胞がすべて死んだということを判定する方法がないということで、脳死の判定はできないということになります。

三つめの問題点は、現在、脳死判定にはいわゆる基本的検査として、神経学的な検査と補助検査方法という、一見客観性のある検査方法があるわけです。その両者をうまく合わせたのが、研究班の判定基準だと思うんですが、どっちかを重視するという考えがあります。神経症状を重視するということには、それほど問題がないと思うんですが、補助検査をたくさんやるべきだという考えもあります。しかし、これはあまり実際的ではないと思うんですね。

心臓が止まって、「ご臨終です」と言う場合に、聴診器や脈の触診で心臓が止まったと言われちゃ困る。ちゃんと心電図をとってくれというようなことになると、心電計を持っていかなければ、その人の死の診断ができないということになる。どうも最終的には、臨床的脳死判定の真の意味を全部の人たちに理解してもらうことは難しいんじゃないかという印象を持っています。

村瀬　生倫懇の報告の中で述べている脳死の判定基準は、これを必要最小限というふうに考えています。必要最小限を適当とした理由は、やはりまだいろいろな意見があるから、それ以上やりたい人はやれ、という言い方になっているんだと思うんです。大学の倫理委員会などでつめてほしいと思っています。

◆脳死は臓器移植の前提か ──
脳死論議の前に移植医学がスタートしてしまった

澤登　竹内先生にお伺いしたいのですが、脳の死の判定基準をお作りになる場合に、政策的な問題としては、レスピレーターを取り外す場合と、臓器移植の場合と両方ありますが、臓器移植の前提として脳死の判定基準を考えたんじゃない、というふうにお断りになっておられますが……。

竹内　その点は、こういうふうに説明すればお分かりになると思うんです。ある患者さんが入ってきた。その人が重症の脳障害である。われわれはその人を助けようとして、治療をしていきます。そうするとよくなる人もありますが、病状がどんどん悪化していく人もいるわけです。それで、悪化していった究極のところは、心臓が止まるということなんですけれども、その前の段階で脳死になるという場合が多いわけです。そうしますと担当医としては、自分の治療している患者さんが脳死状態に陥ったということは、当然正しく判定できなければならない。

逆に脳死になったことがまったく分からないお医者さんがいて、「まだ頑張ります」と言って、高価な薬を使ったり、集中治療をやったとする。それでついに心臓が止まるということになると、もっと早くダメだということが分からないのかということは、患者さんの家族からだって当然出てくるだろうと思います。確かに医療経済の面からもロスが大きい。

ですからまったく移植と切り離し、それから医療経済から切り離しても、自分の担当している患者さんの状態を正しく把握しようとすれば、脳死の状態が医者としては分かる必要があるということです。

澤登　それは非常によく分かるんです。ですからレスピレーターを取り外すという場面において、脳死という判定が非常に重要な意味をもってくると思うんです。しかし、臓器移植の問題は、レスピレーター取り外しとは次元が違う、というのが法律家としての考えです。

そこらへんがもうひとつ、私どもが納得できないところだろうと思うんです。しかし議論としては、脳死説をとれば、臓器移植もすぐにできるようになるというふうに、報道関係もとらえている。国民の間にもそう理解されてしまっている。

竹内　いまのお話に対して、こういう説明をすればどうかなと思います。それは、移植医学というものが、脳死が十分討議されるよりも前にスタートしちゃったということなんです。

順序が逆になって、いままだ移植医学というものが存在してないと考えると、主として脳外科で重症脳障害の患者さんの治療をしていて、脳死状態になる患者さんがぽつぽつ出てくる。そういう患者さんに対して、人工呼吸をして心臓を動かしている。そうすると家族が見るに見かねて、もうかなわないからこのへんで人工呼吸器を外してくれというようなことがしょっちゅう出てくるわけです。「じゃ、承知しました」ということで外す。そうすればまもなく心臓が止まって、死亡診断書が書かれて、それ以上特にトラブルがないということで済むということになるわけです。

そのような環境の中にだんだん移植医学というものが出てきて、あのときに人工呼吸器を外して心臓が止まっちゃうけれども、少なくともあの人はまだ心臓が動いているじゃないか。あの心臓の動いているうちにもらえれば、こっちの人が助かるということで、話が出てくるんならば、わりあいスムーズにいったんじゃないか。そういう説明でいかがでしょうか。

澤登　そう説明されるとたいへんよく分かります。

◆臓器移植は進むか——生倫懇は安易な臓器移植推進を警告

村瀬　生命倫理懇談会の委員の先生方、特に加藤先生も阿部副座長も、いま先生がおっしゃった脳死の判定が、短絡的に臓器移植につながるということだけは避けてほしいと、記者会見でも言っておられました。報告書の脳の死の判定基準の改定のところで、全国いくつかの医療センターで、判定基準は正しいんだということを立証してほしい。その結果、いまの判定基準が正しいものであるとか、もっと簡単な判定基準でいいんだということが立証されれば、そのほうが望ましいというふうな考えです。

それと同時に、臓器移植についてもそういう短絡的なことが起きないように期待すると同時に、もしやるのであれば、やはり日本の代表的なところでやって、慎重にそれを展開してほしいというのがお考えのようです。

水野　私は脳死は医学の進歩から生まれてきた医学上の概念として、十分立派に通用するものなんだと、前から思っているんです。

ただ、移植外科の先生が脳死を早く認めろということを、非常に早い時期からおっしゃっている。それが国民の感覚的な抵抗を呼んでいるという要素はあると思うんです。だからぼくは、だいぶ前だけれども竹内先生に、分離して議論したらどうですかと言った記憶がある。先生もそのとおりだとおっしゃっていたんです。

そこのところが、今度のペーパーを読むと、セパレートしてやろうと非常に努力はしておられるんだけれども、結果としては、やはり脳死がきっちりしてくれれば、それは移植につながらざるを得ないというのが流れではないかというふうな印象は、ややあるみたいなんです。懇談会のほうとしてはいちおうセパレートした議論をして、最後に書く段階で、まったく移植に触れないわけにはいかないということで触れた。こういうことなんですか。

村瀬　そうです。やはりいまの段階で脳死議論をして、臓器移植のことに知らん顔をしているということは、現実にはちょっと通らないということだと、私は理解しています。

◆日本における議論の在り方 ──
意見集を併記、日本型の公開討論目指す

水野　そこでこういう質問の仕方は悪いのかもしれませんけれども、これが一月十九日に日本医師会でオーソライズされると、結果として、移植が進むという印象を私は持っているんです。そこらへんはどうでしょうね。

村瀬　それについては、いろいろ議論がありましたが、私は必ずしも早急には進まないと思ってい

ます。むしろもっと慎重になって、日本で言えば大阪の曲直部寿夫先生（国立循環器病センター総長）のところでやるとか、そういうところでやって、それをベースにして成功率を見ながら展開されていく、というようになるのではないでしょうか。

竹内　世界のいろんな状況を見ますと、アメリカでは大統領委員会というのができた。イギリスではブリティッシュ・メディカル・アソシエーションが責任を持ったものを作った。それから西ドイツでは連邦医師会が判定基準を出したということで、医師会がその国を代表して基準作りをやっています。日本医師会もそういう意味ではかなり重要な位置にあります。

従って、これは受け取りようですけれども、イギリス、西ドイツなみの考えを持つ人がいれば、これでゴーだということを考えてもおかしくない。一方、スウェーデンなんかは政府が作って、国会に出してというような手順を踏んでいるわけですし、さまざまですが、スウェーデン・スタイルでやるならば、日本でもまだ足踏みしていたほうがいいということになる。

ただ、アメリカの大統領委員会に準じるようなものが、日本で簡単にできないのは非常に残念だという気がしますね。

村瀬　大統領委員会の場合、私はアメリカの陪審員制度みたいなものが根っ子にあるから、ああいう手法がとれるんだと思うんです。ところが日本の場合は、ある一つの議論をしようと思うと、委員の人選が問題になったり、反対の人が門の前に立ちはだかって入場を阻止したりして、公開討論が非常に難しくなる。ただ、今回の報告書には「講演集」と「質疑速記録」と「意見集」を併記してありますが、これはアメリカの大統領委員会のやった公開の日本型のものをやったというふうに、私は考えているんです。

澤登　刑事立法でも、監獄法とか少年法とか刑法とか、法制審議会でいちおう答申が出て改正しなさいと言っても、法務省では実際できないものがある。戦後、議論は続いているけれども、まったく改正できないでずっと来ている。なぜだろうか。それはやはり法制審議会が権威であり得なくなっているからです。ですから、問題は、日本医師会がこれを仮に承認して、これでゴーのサインを出した場合、大統領委員会と同じような意味で、日本医師会が国民に対しての権威になり得るかどうかだと思います。

◆国民のコンセンサス──

〃医師への信頼度〃が国民合意の鍵

水野　ぼくの個人的な意見をあまり出してはいけないんですけれども、脳死に関して国民のコンセンサスをとるということをよく言うのだけど、どうやってコンセンサスをとるんだと聞いても、だれにもノウハウがない。

コンセンサスなんていうのはとりようがないと思うんです。結局なにがそれを決めるかというと、やはり流れだと思うんです。だからさっき澤登先生がおっしゃったように、国民の半分以上が、「いや、やはり脳死で死んだんだよ」というふうに思うようになるかどうかだと思います。

そういう意味において、このペーパーの中で非常に評価したいのは、医師に対する信頼感が重要だと書いてある点です。これは医師の技術に対する信頼じゃなくて、医師の人間に対する信頼という意味だろうというふうに受け取ったんです。だから医師に対する信頼が強ければ、やはりそうなのかというほうに傾く。

ただ一方、移植を待っている患者というのも現実にはいるわけなんです。腎移植を例にとると、移植希望者は腎臓提供者に比べて何百倍に近いぐらい多い。本当に移植をやろうと思うのなら、ドナーが増えないかぎり、いくら言ってもできないわけです。また、ある一定の年齢以降で死んだ人の心臓はいただいてみたってほとんど役に立たないと思うんです。そうすると現実の問題としては、脳死になった若い人の場合以外には、なかなか提供者は得られない。

だから村瀬先生にお願いしたいのは、この報告書はこれとしてたいへんけっこうですし、いろいろな意味において一歩前進したと思うんですが、このあとどうやるかという続編をお考えいただいたほうが、国民は納得するんじゃないか。続編になればなるほど、難しくなると思いますけど、そういう取り組み方を今後医師会もやっていただけば、そのこと自体が国民の信頼を呼ぶというふうにはね返ってくるのではないかと思います。

それからもう一つ、ここには書いてないけれども、脳死については、竹内先生が聞いたら驚かれると思うんですが、まだまだ恐るべき誤解がありますよ。とにかくだれでも死んだ人はいっぺん脳死になって、それから心臓が止まると思っている人がものすごく多い。それから脳死と植物人間の区別もついていない人が多い。

竹内　アメリカでも同じことなんです。決して日本だけじゃない。

澤登　一つだけ最後にお願いしたいのは、やはり脳の死を医学的に判定するという問題と、それからレスピレーターを取り外す時期。それと、臓器の提供を受けてしか救われないため、それを待っている人がいるという現状、この三つを分けて、一つひとつ国民に理解を求めるというのが大切だと思います。

この報告書はそういうふうに書いてはあるんですけれども、ふつうの人が読み、新聞記者が要約してしまえば、脳死説をまず承認させる。脳が死ねば人が死んだんだ、だから臓器移植も認められるふうに短絡するわけです。

それでは臓器移植も進まないだろうし、現場の困難も解消できないのではないかと思います。

水野　そうですね。それでは今日はこのへんで終わりにしたいと思います。どうもありがとうございました。

（一九八八年一月一四日収録）

生命倫理懇談会委員

〈座長〉

加藤一郎・成城学園学園長　　曽野綾子・作家

〈委員〉

阿部正和・東京慈恵会医科大学学長川上正也・北里大学分子生物学教授鈴木永二・三菱化成工業会長田辺朋之・京都府医師会会長中根千枝・民族学振興会理事長中村雄二郎・哲学者・明治大学教授

　　永瀬正己・岡山県医師会会長

　　堀田勝二・第一東京弁護士会

別表　中間報告についてのアンケート調査内訳（発送数と回答数）

※（ ）内が回答数。アンケートを送付した人以外で回答を寄せた人十六人も含む

○**医学関係**　(1)都道府県医師会長・日医代議員二五一（一六四）、(2)日本医学会正副会長・分科会長・評議員・幹事一八一（一〇四）、(3)医科大学一六〇（一〇四）、(4)厚生省「脳死に関する研究班」調査施設七〇九（二一一）、(5)その他〇（一一）

○**法学関係**　(1)大学法学部七九（二九）、(2)弁護士会関係五四（一三）、(3)学会四（〇）

○**その他**　(1)官庁関係一四（二）、(2)当懇談会講師一三（六）、(3)その他二（五）

――発送合計一四六七通、回答合計六四九通

《最終報告書の要旨》

(1) 死の定義に従来の心臓死のほかに脳の死を人間の個体死と認める。

(2) 脳の死は厚生省研究班の判定基準を必要最小限の基準として大学病院等の倫理委員会において基本的事項を定め、これによって疑義を残さないように、慎重かつ確実に判定を行う。

(3) 脳の死による死の判定が一般に公認されたとはいえない状況であるので、その判定は患者本人またはその家族の意思を尊重し、その同意を得て行うのが適当である。

(4) 脳死判定による死亡時刻は㋑はじめの脳死判定と㋺その後六時間たってからの脳死確認時とが考えられる。死亡診断書の死亡時刻は㋑㋺いずれでもよいが、死後の相続の問題に備え、もう一方の時刻も診療録に記録する。

(5) 脳死の立法は、何らかの形で進めることが望ましいが、諸外国の例をみても立法しなければ脳の死による死の判定ができないとしている例はなく、わが国においても、立法がなくとも合法的に進めることは可能。

(6) 脳死に対する不安・懸念には教育活動と医師への信頼回復の努力が必要。

(7) 臓器移植は医師が主導するものでなく、臓器提供者および受容者本人、またはそれらの家族が十分な説明を受け、自由な意思で承認した場合に、日本移植学会の定める指針に従って行う。

（なお最終報告書には、附属資料として、一、日医生倫懇から出された質問事項に対する回答（竹内一夫杏林大教授・武下浩山口大教授）、二、脳死判定基準補遺（竹内・武下）、三、脳死についての問題点（伊藤正男東大教授）、四、厚生省「脳死に関する研究班」脳死判定基準、五、日本脳波学会「脳波と脳死に関する委員会」脳死判定基準、六、臓器移植を行うに当たって（日本移植学会理事会）——が加えられたほか、生倫懇で討議された、「講演集」「質疑速記録」「意見集」が併記された）

一月一九日、この最終報告書は日本医師会理事会で正式に了承された。

20 脳死の定義と判定基準

（一九八八年二月）

〔問〕　最近、脳死についていろいろ報道されているが、医学的に正確な脳死の定義または判定について。

（山梨　K生）

〔答〕　ご質問のように、脳死に関しては未だに混乱を招くような報道がみられる。それらの中には脊髄反射の残存など専門領域では解決済みの問題も少なくない。ただ、脳死の概念および判定方法に関しては、なお細部では学者間でも意見の相違や考え方の不一致があり、一見きわめて不確実な印象を与えていることも確かである。しかし一方、臨床の現場では日常全脳機能の回復不能な状態、すなわち脳死状態を正しく判定している医師は少なくないのであるが。いずれにしても、脳をめぐる医学上未解決の謎まで含めて論議することは、あまり適当でないように思われる。

それでは、現在論議されている要点を紹介してみよう。

第一に脳死の概念として全脳死と脳幹死の二つがある。前者でも決して全脳の細胞がすべて同時に死滅し、壊死に陥っていることを意味するものではない。「脳全体の統合的機能の不可逆的喪失」をもって脳死とする考えが現在のところ世界中で支配的である。したがって、たとえ脳死になっても一部の脳細胞はなお生きていて、その結果ミクロのレベルではわずかな機能残存を認めることもある。しかしこれらの所見を得たからといって脳死の概念を変更したり、判定を保留することはない。

次に判定基準に関する問題点について触れる。多くの判定基準には除外例が明示されている。たとえば薬物中毒や乳幼児などであるが、この対象範囲と判定のための検査項目（おもに補助検査）や観察時間などは密接に関係している。したがって各基準ともそれぞれ特徴があり、単に個々の基準項目のみを比較・対照することは疑義の元である。

判定に必要な検査項目は、生命徴候と神経症状を中心とした臨床的検査で、脳死の判定は確実に可能であるという考えが支配的である。しかし全脳死の概念を採用している厚生省研究班の基準では、さらに補助検査として平坦脳波が必須項目に取り入れられている。ただし、脳循環や脳幹誘発反応の検査は、現時点で必須項目に取り入れることは適当でないとされている。なお、たとえより多くの情報が得られるとしても、果たして死戦期に複雑で侵襲的な検査を行うべきかどうかは、技術的にも倫理的にも一考を要するところである。

以上、種々報道面で混乱があるように受け取られる脳死について、机上の理論のみで解決することは適当とは思われない。我々医師は古くから心停止を含むいわゆる三徴候により、死を判定してきた。同様に脳死判定も、専門医にとっては決して困難な仕事ではないように思われる。

21 最近の脳死判定基準

（一九八八年一〇月）

◆はじめに

いわゆるハーバード基準が発表されてから二〇年が経過した。その間、各国から多くの脳死の判定基準が発表されている。それらはいずれも大同小異であるが、いまだに世界的に統一された基準は存在しない。この事実は、専門外の人々が判定上の疑問を抱く原因の一つにもなっている。この間における医学、特に神経科学領域の進歩には目覚しいものがあるが、少なくとも脳死判定に対しては、その進歩が直接反映しているとは考え難い。

筆者は最近、日本医師会・厚生省の「脳死および臓器移植に関する調査団」の一員として渡米し、米国における脳死判定の実態について見聞することができた。その内容は、同調査団の報告書ならびに同じ時期に派遣された自由民主党政務調査会の「脳死と臓器移植に関する調査団」の報告書にまとめて述べられている。

筆者はここに改めて米国主要施設における現行の脳死判定基準を紹介し、これらとソビエト連邦およびわが国の厚生省「脳死に関する研究班」の作成した判定基準（研究班基準）と対比し、検討してみたいと思う。

◆判定基準の比較（表）

(1) 前提条件

脳死の判定にあたっては対象範囲をできるだけ広くすることが理想であるが、実際には何らかの前提条件が付けられているものが多い。特に脳死の原因となった脳障害が確認されていなければならないとする条件は、多くの基準に共通している。

また、変ったスタイルの表現法として、カリフォルニア大学・スタンフォード大学基準（UC基準）では頭部外傷、脳血管障害、原発性脳腫瘍、脳アノキシア・脳浮腫と具体的に病名を挙げているものもある。

一方、厚生省研究班の基準では、CTなどの画像診断によって確認された器質性脳障害が対象とされているが、このような表現は未だ他に類をみない。なお、日本脳波学会の脳死委員会による基準では、脳の急性一次性粗大病変に対象が限定されていたが、最近の基準で二次性病変が除外されているものは見当らない。ただし、後者では、観察時間を一次性より延長しているなどの区別をしている基準もある〔マサチューセッツ総合病院（ＭＧＨ）基準、ＵＣ基準、小児脳死判定タスクフォース基準（小児基準）、研究班基準など〕。また原疾患の確認と共にそれらが回復不能であることも重要な前提条件である。したがって回復の可能性があるものは、次項の除外例に含まねばならない。

対象年齢は小児基準で生後七日から五歳未満とされているが、これは米国大統領委員会の基準が五歳以上にのみ適用されるためである。研究班基準では六歳未満を除外している。小児例でも脳死の判定は可能であるが、成人例と同一の基準を適用するべきではなく、観察時間の延長や補助検査の応用などが考慮されている。

(2) 除　外　例

対象範囲の設定により除外例が挙げられる。これらはなお回復の可能性がある低体温、低血圧、代謝・内分泌障害、薬物中毒などで、いずれの基準にも厳重に指摘されている。なお低体温は三二度Ｃ以下を除外するものが大部分であるが、米国の国立衛生研究所（ＮＩＨ）基準のみは三五度Ｃ以下を除外している。

(3) 生　命　徴　候

ハーバード基準では、無呼吸・無反射・無反応と表現しているが、無呼吸は脳死判定の三徴候の一つである。したがっていずれの基準にも必須項目に挙げられ、しかも最近は無呼吸テストが絶対に必要とされている。ただしこのテストはその侵襲性からいって最後の段階で行うべきであると注記されている基準が多い。なお自発呼吸の有無を確認するのに必要なPCO_2は五〇～六〇ｍｍＨｇとされている。また無呼吸テストの手技についても明記されているものが多い。その他ソ連基準では低血圧・低体温が挙げられている。

（4）神経症状

ａ、意識――意識状態を深昏睡と規定しているものが多いが、無反応の意味からも痛覚の消失および筋トーヌスの消失と表現しているだけの基準もある。ただし、とかく臨床上混乱のもとになる脊髄反射の存在については、脊髄反射の消失は必須条件ではないとする基準も少なくない。したがってハーバード基準における無反射の表現は必ずしも正しいものではない。

ｂ、瞳孔――古くは瞳孔散大が脳死の判定基準に取り入れられていたが、最近の基準ではむしろ瞳孔固定と表現するものや、直径四ｍｍ以上と限定するものがみられるようになった。いずれにしても、瞳孔径の変化よりも対光反射の消失に、より重要な意味があり、ＮＩＨ基準では瞳孔径に関しての項目は見当らなかった。

ｃ、脳幹反射――脳幹反射の中で、対光反射の消失はすべての基準に必須条件となっている。その他、角膜反射・眼球頭反射・前庭反射・咽頭反射・咳反射・吸引反射・毛様体脊髄反射・迷走神

◇ 最近の脳死判定基準一覧 ◇

		NIH	MGH	PUH	UC	小児	ソ連	研究班
前提条件	脳障害の確認	○		○	○		○	○(CT)
	対象年齢					7D〜<5Y		>6Y
除外例	低体温	○ <35°C	○ <32°C	○	○ <32°C	○	○ <32°C	○ <32°C
	低血圧		○ <90mmHg	○		○		
	薬物中毒	○	○	○	○		○	○
	代謝・内分泌障害	○	○	○			○	○
生命徴候	無呼吸	○	○	○	○	○	○	○
	(無呼吸テスト)	○ PCO_2 >50mmHg	○ PCO_2 >50mmHg	○ PCO_2 >50(60) mmHg	○ PCO_2 >60mmHg	○		○ PCO_2 >60mmHg
	低血圧						○	
	低体温						○	
神経症状	深昏睡		○		○	○	○	○
	痛覚消失	○	○	○	○		○	○
	脊髄反射消失		×	×			×	×
	筋弛緩	○	○	○	○	○	○	○
	瞳孔散大		○>4mm	固定	固定	○	○	○>4mm
	対光反射消失	○	○	○	○	○	○	○
	角膜反射消失	○	○	○	○	○		○
	眼球頭反射消失	○		○	○	○		○
	前庭反射消失	○	○	○	○	○		○
	咽頭反射消失			○	○	○		○
	咳反射消失	○	○	○	○	○		○
	吸引反射消失					○		
	毛様脊髄反射消失							○
	迷走神経反射消失			○				
補助検査	平坦脳波	×	△	○ (1回)	×	△ (年齢による)	△	○
	脳循環停止	×	×	△ (判定困難な場合)	△	△ (または脳波)	△ (中毒・原因不明の場合)	△
	その他	×	×	×	×			△
観察時間	原因別区分	○	○		○	○		○
	標準時間	<24hr	>6hr >24hr	>2hr		>48hr (7D〜2M) >24hr (2M〜1Y) >12hr (>1Y)	>12hr >24hr (脳波ない場合)	>6hr
判定者	資格	神経内科医	神経内科・神経外科医	州の資格	有資格者		麻酔医または蘇生医，神経科医	経験者
	人数	複数	複数	2人	複数	複数	複数	>2人

〔註〕NIH: National Institute of Health, MGH: Massachusetts General Hospital, PUH: Presbyterian-University Hospital, Pittsburgh, UC: University of California. San Francisco and Davis: Stanford University, 小児：Task Force for the Determination of Brain Death in Children, ソ連：ソビエト連邦臓器移植および人工臓器研究所，研究班：厚生省「脳死に関する研究班」.

○：必須，△：随意または場合によって，×：不要.

経反射等の消失が検査項目に取り入れられている。そしてそれぞれの基準によって、多いもので七種類（小児基準、研究班基準）、少ないもので一種類（ソ連基準）、平均五種類程度の脳幹反射消失が取り上げられている。

(5) 補助検査

a、平坦脳波――比較検討の対象となった基準はすべていわゆる〃全脳死〃の概念を採用しているが、平坦脳波を必須の条件とする基準は、研究班基準およびピッツバーグ大学（ＰＵＨ）基準の二つのみである。ＰＵＨ基準では、一回のみの検査でよいとしている。また脳波検査を随意としているものもあり、小児基準やソ連基準では、脳波所見があれば観察時間を短縮できるとしている。一方、脳波検査を不必要とするＮＩＨ基準、ＵＣ基準もある。

なお、脳波検査の場合は、専門職による米国脳波学会制定の脳死判定の標準的な記録法（一九八六）に従うことが要求される。

b、脳循環停止――脳循環停止の確認は、血管撮影以外にも、アイソトープによる脳循環測定法が開発され、最近は経頭蓋超音波ドップラー血流測定法（ＴＣＤ）なども応用されるようになった。しかしなお、ＮＩＨ基準、ＭＧＨ基準では不必要と明記されている。また、随意項目とされているものや、判定困難な場合や中毒または原因不明の場合に限って必要とする基準、脳波とどちらかをチェックするという基準など、いずれにも必須項目としては取り上げられていない。

c、その他の補助検査——脳死判定の補助検査として多くの方法が検討されてきたが、最近は脳幹誘発電位がしきりに取り上げられている。しかし小児基準で、目下検討中とされている以外、基準の項目に取り上げられているものは見当らない。

(6) 観察時間

主として不可逆性の確認に必要な観察時間は、多くの基準で原因疾患・対象年齢別に規定されている。したがって二時間から四八時間までまちまちであるが、一般的に検査項目が少ないものや、二次性の脳障害では、より長い観察時間を設定している。特に小児基準では、乳幼児の観察時間に関しては担当医の裁量に負うところが大きいであろう。

(7) 判定者

判定者については、いずれの基準も二人以上複数であることが要求されている。特に神経内科または神経外科専門医、あるいは州の資格を持つ医師と限定しているものもある。研究班基準では、脳死判定に経験のある医師となっているが、できれば特定の資格を要求したほうがより明確である。

◈考按

以上、米国の主要施設における基準を中心に最近の脳死判定基準について検討した。現在でも米国ではハーバード基準の考え方を尊重し、その後発表されたミネソタ基準、NIH共同研究基準、大統領委員会基準などを経てそれぞれの施設で独自の判定基準が作られ、日常使用されている。したがって、広い国内で共通の基準は存在しないが、脳死判定に関する疑問の声などは全く聞かれないようである。いずれにしても脳死判定の責を負うのは、神経内科医あるいは神経外科医であり、彼らの専門的判断に大きな信頼が寄せられている。しかし個々の施設における基準も、その施設における委員会あるいはその地域社会の承認を得たものであり、いずれも確固たる重みを持っている。

現在でも米国における脳死判定基準は施設によって多少とも異なり、決して統一されてはいない。また一般論として考えれば、医学の進歩によって必要があれば変化しなければならないことは当然である。ことに判定基準に関しては、対象範囲、検査項目などと密接な関係があり、単純に個々の基準を比較対照し、優劣を論ずることは避けねばならない。しかし、上述のように最近の基準は以前に比べかなり個々の差異が少なくなり、平均化したように見受けられる。したがって将来、より共通性のある基準が作られ、利用される可能性が大きい。

今日、関連分野の急速な進歩とともに、より客観性のある検査法が普及しつつあるが、最近の基準をみてもそれらを必須項目として取り上げているものは見当らない。その理由は、これらの所見が入手できることは好ましいが、それがなければ脳死の判定はできないということではないということを示しているともいえよう。

いずれにしても、判定の主役は神経専門医であることからいっても、やはり脳死は、神経症状を基本として臨床的に判定すべきものであるということを、改めて認識すべきではなかろうか。

22 脳外科医による脳死論議

（一九八八年一〇月）

最近、脳外科関係の二つの国際学会で、脳死をテーマとした討議の機会があった。脳死症例ともっとも縁の深い脳外科医が、これまで不思議に自分達の学会で脳死を大きくとりあげたことはなかった。しかし一九八〇年代に入って各国から公的な判定基準が次々と発表される情勢下に、漸く脳外科サイドも立ち上がったというところであろう。もちろんわが国でもこれまで脳死論議の大部分は、移植・集中治療・医事法関係の学会で活発にとり上げられてきたが、肝腎の脳神経外科学会では未だ脚光を浴びたことがなかった。脳死が移植主導で討議されることは止むを得ないかもしれないが、いずれにしても脳外科医達の冷淡な態度を物語るとも言えよう。そしてこのような情況が脳外科医の良識を伝える機会を失い、ひいては一般社会への情報不足を招いたとも考えられる。

◆国際脳神経外科学会

世界中の脳外科医が参加する四年毎の国際脳神経外科学会は昨年七月カナダのトロントで開催された。その際にランチョン・ディスカッションの主題の一つに脳死が選ばれ、パネル形式の討議が行われた。最近米国脳神経外科医協会（ハーベイ・クッシング・ソサエティ）の会長をつとめたピベハウス博士が座長となり、米・日・伊・加・ベルギーから各一名の演者が選ばれていたが、さらに約五十名の参会者があり、会場は満席だった。この中にはウォーカー博士やスイート博士など米国脳外科学会の大御所の姿もみられた。おそらくこの問題に関心の深い各国の専門医がそろったものと思われた。

近代脳外科学の父と仰がれているクッシングが今世紀の初めに脳死状態について最初に記載して以来、われわれ脳外科医は好むと好まざるにかかわらず多くの脳死症例を経験してきた。そして移植医学の発達により、この二〇年間少なくとも表面的にはむしろ他の領域から脳死が注目され、種々検討されてきた。この間われわれはただ一途に重症脳障害から脳死への移行を阻止すべく努力を重ねてきたというのが実情である。

いずれにしても脳外科サイドからはじめてのこの討議は、終始よどみなく進行したが、ホットな議論が続出して、しかも時間切れで終ってしまったほどである。このことから考えると、脳死問題は脳外科領域でも引続きとりあげられるべきではなかろうか。

散会後ふり返ってみると、まず脳外科医の良識が強く印象に残っている。それは意外に保守的な考え方で共通していて、「脳死＝人間の死」とする考え方で必ずしも統一されていない。つまりわれわれは臨床でしばしば不可逆的な脳機能の喪失状態、つまり脳死状態を経験してはいるものの、このような患者に対する主治医のウェットな感情が会場にあふれていることを強く感じとることができた。

もちろん医師として移植に対しても一応前向きの姿勢はみられるものの、多くの脳死症例に対して脳外科サイドではすべて事務的にすっきりと処理されているとは思われなかった。とくに「早すぎる脳死の宣告」については繰返し警告された。但し脳死の判定そのものは脳外科医にとっては決して困難なことではなく、むしろ社会的な判断が重視された。すなわち医学的な判断とは別に、個人的な事情は尊重されねばならないし、あくまでも患者側本位に考えるべきであることが強調された。したがって臓器提供に関して脳外科医が家族に説得するのが難しいこともあり、時には移植側に対して脳外科医が患者側の保護者の役割を果すこともある。またそうしなければならず、この段階では移植医は何もできるものではないと、非常に含蓄のある発言もあった。

いずれにしても、脳死の判定に対する医学的な結論は、国によって大差なく、ほぼ常識化している。ただ将来は世界中で共通な基準の設定が望ましいことが主張された。一方、哲学的なアプローチには少なからず個人差がみられ、決して脳外科医が先走って結論を出すべきではなく、一般的にはかなり保守的な気配が感じられた。したがって移植医学の急速な進歩とは必ずしも歩調が合わず、脳死の判定をめぐって脳外科サイドでも今後なお繰返し討議を重ねてゆく余地が残されていることを痛感した。

◆国際神経外傷会議

今年五月に西独のケルンで開かれたこの学会では「第三世代の脳死の判定基準」がメイン・テーマの一つに選ばれた。これは恐らく会長のフローワイン教授が、早くから脳死の研究に手をつけていた故テニス教授の教室で育ったためと思われる。

三名の基調講演者の一人、ウォーカー博士は優れた脳外科医であるとともに、立派な脳生理学者でもある。そのため大脳半球と脳幹の機能に関する基礎的な研究結果から、脳幹死の概念に対しては批判的な見解を示した。また現行の脳死の判定基準はあくまでも臨床的な基準であることを強調し、必ずしも脳外科医でなくても、認可された病院における複数の医師によって判定が可能であると述べた。

基調講演に続いて脳死の判定を中心とした多くの一般演題が発表された。これらは超音波脳血流測定、脳幹誘発反応測定、頭蓋内圧測定、脳波記録など各種の補助検査に関する経験が主であった。しかし脳波以外には、直ちに判定基準にとり込めるほど魅力のある検査法は、残念ながら見当らなかった。今後も脳死判定のため、より客観的で、より簡便で、より確実な検査法を求めて、引続き活発な研究が望まれる。とは言うものの、これらの補助検査が必ずしも容易でない国もあるとの声もきかれた。

そのほか熱心な討論が続いたが、印象に残った発言を紹介してみよう。

移植術の成績の向上に伴って、脳死に対する脳外科医の優位性は変化しつつある。しかし「脳死＝死」の前提で脳外科医が脳死を告知するのはなお抵抗がある。

「脳死」の呼称は混乱を招き不適当である。

「脳死＝死」を論じる場合には、まず「死とは何か？」からはじめねばならない。

国際的に共通な判定基準が必要で、このような国際的な会議で作ってみたらどうか。

米国でも家族への説得が困難な場合があるし、医師間の衝突も珍しくない。

以上、二つの国際学会における論議の内容やレベルは、わが国の現状にもよく当てはまる。心拍動の停止という永い間の人類共通の死の判定法に対して、「脳死＝死」の新しい概念の導入は人種・宗教を問わず広く全世界に改めて死を考えさせる契機になったと言えよう。

〈書　評〉

23 世界で最も読まれている〝脳死の教科書〟

（一九八八年二月）

『脳死　医学と社会の接点』A. Earl Walker 著／太田富雄訳

この本は一九七七年発行の初版以来、世界中もっとも読まれている〝脳死の教科書〟である。一九八五年の第三版が日本語版のため改訂されたので、事実上は第四版の邦訳と言ってもよいであろう。

著者の Walker 教授はなおかくしゃくとして精進されている世界脳神経外科学界の大御所で、その臨床・研究両面にわたる幅の広い業績は日頃筆者の畏敬するところである。

さて、脳神経外科の臨床にたずさわる者ならば、好むと好まざるとにかかわらず経験する脳死に関しても、Walker 教授は既に約二〇年前からすぐれた論文を次々に発表してこられた。特に、有名な NIH の共同研究ではその中心的役割を果たされている。それらの業績をもとに本書ができ上った訳であるが、版を重ねる度に医学の進歩に伴う新知見が加えられ、このたびの日本語版には一九八五年末に発表された厚生省研究班の基準まで引用されている。

本書の大部分は脳死の病態ならびに判定基準に関する記述で占められ、少なくとも医学を学ぶ者にとって、脳死を正しく理解するためにはこの程度の内容を十分読みかつ理解しておいて欲しいと思う。さらに死に関する歴史的な記述や、脳死に関する各界の反響および世界各国における現状についても詳細に紹介されている。これらの中で筆者が特に強調したいのは、各種の脳幹反射消失の意義、平坦脳波の診断的価値などについて、科学的なそして極めて慎重な検討をされていることである。これはあたかも、R. Koch が『結核の病因（Die Ätiologie der Tuberklose)』の中で、彼の発見した結核菌が結核症の原因であることを繰り返し証明している記述法に類似している。恐らくこのような文章を読めば、脳死判定に対する認識も深まるのではなかろうか。

そもそも脳死の概念として〝脳機能の喪失〟ではなく、〝脳の破壊〟であるとする意見が今日なお医学界にも見られる。しかし、〝脳の破壊〟を臨床的に証明することの困難さを思うと、やはりあくまでも脳機能の喪失をもって脳死と考えるべきであり、それを臨床的に確実にしかも安全に判定する為に設定された判定基準に対する理解が必要である。

訳者の太田教授は筆者の日頃敬愛する脳神経外科医の一人である。ベストセラーの誉れの高い教科書『脳神経外科学』の著者でもあり、その該博な知識は右に出るものがないと言われている。太田教授は本書の翻訳にあたり、ニューメキシコにWalker教授を訪ね、直接打ち合わせをされたとのことである。恐らく原著者の意志を十分汲み取った翻訳がなされたものと信じている。いずれにしても脳死は、脳神経外科臨床においてもっとも頻繁に経験される。したがってやはり本書が脳外科医によって邦訳されたことにも大きな意味があると言えよう。

本文の末尾に記された「考察」は、全巻のまとめとしての役割を果たしているが、また脳死にまつわる現今の「医学と社会の接点」をも明確に示している。したがって脳死に関心のあるすべての人々に本書を勧める次第である。

（A5・二二八頁、三二〇〇円、メディカル・サイエンス・インターナショナル刊）

24 欧米の脳死事情

（一九八九年一月）

先頃見聞してきた米国では、すでに臓器移植は日常の治療法として定着しているように思われる。それに伴って提供臓器の不足が叫ばれているが、脳死判定は各施設でスムーズに行われている。判定基準や判定者についても各州で法的支持を受け、むしろ判定者に対し臓器提供の意志確認の手順が義務づけられている（Required Requests Law）。

また判定にあたっては、神経専門医による臨床的判断に強い信頼がよせられ、脳循環や脳幹誘発反応などの補助検査を必須とする基準には、遂に接することができなかった。

次いで一〇月初めには、バンコックで開かれた欧亜脳神経外科アカデミーにおける脳死に関するワークショップにも出席した。ベルギーのブリエ教授が座長を務め、日本・オランダ・ベルギー・ハンガリーなどから、それぞれ判定基準を中心に発表があった。また米国からも「脳死学」の第一人者であるウォーカー先生と、ハーバードのスイート先生が参加された。

熱心な円卓討議の末、最終的には次のような合意に達した。これは将来公表される予定であるが、その要旨を紹介しよう。

すなわち、脳幹死は致命的な不可逆的脳障害であるが、脳死の概念としては未だ一般的でない。脳幹死は深昏睡・無呼吸・全脳幹反射消失により臨床的に判定できる。観察時間は最小限六時間。但し、原因不明・中毒・低体温は除外。脳循環測定は必須ではないが、もし測定すれば観察時間を三〇分に短縮できる。判定者は二人以上の神経または麻酔専門医。

先日の国際脳蘇生シンポジウム（宇部市）でも重症脳障害——脳死について種々討議されたが、特に印象に残ったのは、最後のまとめである。

すなわち、最近の技術の進歩により各種の検査機器が集中治療にも導入され、刻々豊富な情報を入手できるようになった、しかし、重症者にとってもっとも大切なことは、これらの機器や新薬ではなくて、やはり「人」による温かいケアであることを忘れてはならないと繰返し強調されたことである。

25 各国における脳死判定の現状

（一九九一年九月）

◆はじめに

与えられたテーマについては我が国を除き、近年世界の多くの国々ではあまり活発な議論はみられない。僅かに小児における判定基準の確立が検討されている程度である。

それでも一九八五年トロントにおける第八回国際脳神経外科学会、一九八六年ケルンにおける国際神経外傷会議、一九八八年バンコックにおける欧亜脳神経外科アカデミー（以下アカデミーと略す）、一九八九年京都における第五回世界集中治療学会などで、それぞれ各国の判定基準あるいは判定の実状について種々論議されてきたところである。また湾岸戦争でしばらく延期になっているが、シシリー島における脳蘇生の国際シンポジウム、あるいは一九九二年九月にはハバナでも第一回の脳死に関する国際シンポジウムが予定されている。これらの会議においても、各国の判定基準およびそれに関連した諸問題の論議が行われる予定である。

したがって既に多くの国々で実際に脳死の判定がなされ、臓器提供が行われている今日でも、なお判定上の問題点がすべて解決したとはいえないであろう。また、国際的に共通の判定基準の作成の気運もあまり熟しているとはいえない。以下にこれらの学会で得た情報、および一九八八年日本医師会・厚生省〝脳死および臓器移植に関する調査団〟の一員として渡米した際の調査結果などをもとに、我が国および諸外国の判定基準および判定の実際について紹介してみたいと思う。

◆一　判定基準の構成

判定基準の骨格となるものは、生命徴候および神経症状よりなる基本検査の所見である。しかし一般に客観性に乏しい基本検査の所見のみでは不十分という考えもあり、そのためいくつかの補助検査も取り入れられている。そもそも脳死の判定は、心停止による死亡の診断と同様に、臨床上の判断によるものであるから、この基本検査に追加する補助検査には種々の制約がある。なお、これらの補助検査が確認検査と呼ばれる場合もあるが、〝確認〟という表現が誤解を招く可能性もあるので、やはり補助検査と呼ぶべきであろう。

一九六八年に発表されたハーバード基準以来今日まで、数多くの判定基準が発表されてきた。これらは互いに類似はしてはいるが、決して同一ではない。しかし、並べて比較してみれば大同小異ということになる。ただこの場合、判定基準の必須項目だけを取り上げて比較・検討することは、正しくない。すなわち、それぞれの判定基準はまず脳死の概念や、作成者の哲学・倫理観、宗教、国民性などを背景にした脳死に対する考え方によっても多かれ少なかれ影響されるからである。

更に判定基準として完成させるためには、対象範囲の設定が必要である。もちろんこの中には除外例も規定しなければならないが、一般に対象範囲を広くすればする程、基準の内容は厳密になる傾向がある。したがって対象範囲などについては触れずに、ただ基準項目だけを比較することは是非慎むべきであろう。また判定に要する時間、すなわち脳機能回復の可能性が皆無であり、蘇生の見込みがまったくないことを確認するために必要な観察時間も設定しなければならない。そのほか、通常は判定者にも言及している場合が多い。すなわち判定医の資格とか人数に関する規定であるが、移植のための臓器提供を浮ける場合には、移植医が加わってはならないのは常識である。

このように、一口に脳死判定基準といっても、その骨格となる臨床所見以外に種々の条件が複雑に絡み合ってでき上がるということを、十分理解しておく必要がある（表1）。

表1　脳死の判定基準に必要な諸項目

1．前提条件
2．除外例
3．判定医
4．神経学的検査 　生命徴候，無呼吸テストを含む
5．補助検査
6．観察時間

◇二　脳死の概念による影響

今日まで脳死状態に対して種々の呼称が用いられてきたが、現在残っているものは次の二つの考え方に絞られる。すなわち、一つは主として英国で採用されている脳幹死の概念である。他は米国をはじめ我が国やその他の諸外国によって広く用いられている、いわゆる全脳死の概念である。前者は脳幹機能を特に重視して、この不可逆的な機能喪失状態をもって脳死としている。したがって少なくとも脳死の判定時においては、大脳半球の機能は問わないことになる。事実、英国のみならず、米国でも早くからミネソタ基準のように脳波検査を必須項目から除外するものもあり、後述のようにたとえ全脳死の概念を採用しているにしても、脳波消失や脳循環停止を必須項目としている基準は意外に少ない。逆に大脳半球の機能を重視しすぎ、平坦脳波にあまり気をとられると、いわゆる皮質死あるいは植物状態まで脳死に含めてしまう危険がある。

北欧諸国で一時全脳梗塞と呼ばれたように、脳死では脳循環停止が主要な病態の一つである。したがって、かつては脳血管撮影によるいわゆる nonfilling phenomenon が補助検査所見として重視されたこともある。その後、多くの脳循環検査法が試みられたが、最近では経頭蓋超音波ドップラー血流速測定法（以下ＴＣＤと略す）が広く用いられるようになった。ただし、これらの脳循環測定法はいずれも全脳の血液循環を微小血管に至るまで正確に証明するものではなく、現状では参考所見に止めざるを得ない。

将来、医学あるいは関連した検査技術の進歩により、より鋭敏で正確で、簡便な検査法が出現する可能性もあり、その意味では判定基準の改変も期待できるであろう。しかし現在の世界の趨勢をみると、各種の補助検査を必須とする基準はほとんど見当らない。これは補助検査法の必要性を認めないためか、あるいは適当な検査法がないためであるか、いずれかの理由によるものであろう。

◆三　米国の判定基準

米国では大統領委員会による判定基準が作成されたが、われわれの見聞する限り、この基準が全国的に統一、使用されているわけではない。それぞれの施設で独自の判定基準を持ち、日常使用しているが、これらに対して特に異論が表面化している様子はない。いずれにしてもハーバード基準の考え方を尊重し、その後発表されたミネソタ基準、ＮＩＨ共同研究の基準、そして大統領委員会基準などを参考に、それぞれの施設で倫理委員会あるいはその地域社会の承認を得た上ででき上がっている。もちろん、それぞれの州の法律的な認可を得ている場合が多い。そして前述のごとく施設によって判定基準の細部には違いがみられるものの、臨床的判定の責任を負うものは神経内科あるいは神経外科の専門医であり、これらを含めていずれも複数の医師による判定が定められている。

各施設に共通の必須項目としては、まず薬物中毒、および低体温をすべて除外することが規定されている。また判定項目としては、無呼吸テストが必須であることも共通している。そして各種の脳幹反射消失のうち対光反射、角膜反射、前庭反射、咳反射はいずれの基準にも採用されている。しかし瞳孔散大は基準によって瞳孔固定とされたり、まったく触れていないものもある。一方、筋弛緩および痛覚消失はいずれの基準にも採用され、中には脊髄反射消失は不要と明記しているものもある。

補助検査として必須項目になっているのは、僅かに一施設で脳波の平坦化が求められているだけである。そして我が国でも、最近注目されている各種の脳幹誘発電位が要求されている基準は見当らない。また脳循環停止についても必須とする基準はなく、僅かに判定困難な場合の補助検査として利用することが勧められている程度である。観察時間については、一律に定めているものもあるが、また脳障害の原因によって長短を定めているものもある。

このような米国の基準および脳幹死の概念をとる英国の基準、そして我が国でも繰り返し叩き台にされてきた厚生省研究班の判定基準についてはすでによく知られているので、以下に、EC諸国やカナダ、ハンガリーの基準について触れてみたい。

表2　最近の脳死判定基準一覧

		オランダ	ベルギー	フランス	西ドイツ	カナダ	ハンガリー	厚生省基準
前提条件除外例	脳障害の確認	○			○	○	○	○(CT)
	対象年齢	5y<						6y<
	低体温	○	○	○		○ <32.2°C		○ <32°C
	低血圧							
	薬物中毒	○	○	○	○	○		○
	代謝・内分泌障害	○	○	○	○	○		○
	脳アノキシア			一過性 心停止後				
	妊娠					○		
生命徴候	無呼吸	○	○		○	○	○	○
	(無呼吸テスト)	○	○ PCO_2 ±50mmHg			○ $PCO_2$50〜 55mmHg		○ PCO_2 50mmHg<
	低血圧							
	低体温							
神経症状	深昏睡	○			○	○	○	○
	痛覚消失	○			○	○	○	○
	脊髄反射消失					×	○	×
	筋弛緩		○				○	○
	瞳孔散大				△	△	○	4mm<○
	対光反射消失	○	○		○	○	○	○
	角膜反射消失	○	○		○	○		○
	眼球頭反射消失	○			○		○	○
	前庭反射消失	○	○			○		○
	咽頭反射消失	○	○		○	○	○	○
	咳反射消失	○	○		○	○	○	○
	吸引反射消失							
	毛様脊髄反射消失							○
	迷走神経反射消失							
補助検査	平坦脳波	○2回または○1回	×	○	△ (いずれか1つ)	△		○
	脳循環停止	×　○	angio× TCD○	angio△ TCD△	△ (いずれか1つ)	△		△
	脳幹誘発電位			△	△ (いずれか1つ)	△		△
	その他	アトロピン負荷による心拍数不変						
観察時間	原因別区分		×		○	○		○
	標準時間		6時間	6時間< 小児48時間	12時間：2歳以下の小児では脳波を24時間後に再検	2〜24時間	判定困難時は観察時間を延長，または補助検査を追加	6時間<
判定者	資格	医師		臓器提供時には2チーム別々に			移植医を除く3人，うち1人は集中治療医	経験者
	人数					複数		2人<
備考	法律	なし	*braiostem death	あり			あり	なし
	制定時期	1988	1988	1976	1982	1986	1988	1885

○必須
△随意または場合によって
×不要　*脳死の概念

オランダ：Amsterdamの2大学で制定
西ドイツ：Bundesärzteskammer
ベルギー：Universitair Ziekenhuis, Gent
カナダ：Canadian Congress of Neurological Sciences
フランス：French National Committee of Ethics
ハンガリー：Hungarian Ministry of Health and Social Welfare

◆四　主として欧州の判定基準

オランダ、ベルギー、フランス、西ドイツなどのＥＣ諸国およびハンガリー、カナダの判定基準に厚生省研究班の基準を加えて表2にまとめてみた。前回本誌で主として米国の諸施設の新しい基準を表示してあるので、これらをあわせればほぼ最近の世界各国の判定基準を対比・検討することができよう。これらの各基準は個々にみると多少の相違はあるが、やはりいずれも大同小異といえよう。

以下、表2から注目すべき点を検討してみたいと思う。

(1) 脳死の概念

いわゆる全脳死の概念を採用している国や施設が多い。我が国でも全脳死の概念が支配的である。しかし、ベルギーでは英国のように脳幹死の概念を取り入れている。またアカデミーの「脳死に関する円卓討議」（一九八八、バンコック）においても、脳幹死の概念が支持されている。

(2) 前提条件

多くの基準で脳死の原因となる脳障害の確認が求められている。厚生省基準では、ＣＴによる脳障害の確認が求められているが、未だ我が国以外ではこのような条件は見当らない。ＣＴ普及率が高い我が国ならではの前提条件であろう。小児にも適用できる基準でも、乳幼児では観察時間の延長が求められている場合が多い。またカナダでは妊婦を除外しているが、もし胎児を救命することが可能であれば、当然集中治療は継続すべきであろう。

なお、低体温、薬物中毒、代謝・内分泌障害などの可逆性病変による症例は、ほとんどすべての基準で除外例にされている。

(3) 生命徴候

生命徴候では、やはり厳密な無呼吸テストが要求されている基準が多い。

(4) 神経症状

脳幹反射消失はいずれの基準でも必須の項目とされているが、中でも対光反射、咽頭反射、咳反射の消失はすべての基準で取り入れられている。したがって、この三種類の脳幹反射のうち何れをも省略することはできない。因に、我が国では七種類の脳幹反射消失が必須条件となってくる。ただし瞳孔散大は必ずしも必要でなく、中等度散大以上とされている基準が多い。いずれにしても対光反射消失が重要で、瞳孔径については余り神経質になる必要はない。なお、とかく専門医以外の医師や家族などから誤って指摘される脊髄反射について言及されている基準は意外に少ない。

(5) 補助検査

必須とされている補助検査は少ない。脳波、脳循環、脳幹誘発電位が主な補助検査であるが、西ドイツのようにこれらいずれも随意としてあるものもある。またフランスや我が国では脳波は必須検査となっているが、その他は随意である。脳幹死の概念を採用しているベルギーでは、脳波および脳血管撮影は不要としているが、TCDによる脳循環の停止の証明が必須項目となっている。またオランダでは平坦脳波を二回にわたって証明すれば、脳循環停止を証明する必要はない。しかし脳波検査が一回のみであれば、脳循環測定を行わなければならない。

一般に、補助検査、特に脳循環測定は観察時間の短縮に利用される場合が多い。

(6) 観察時間

観察時間はあくまでも脳死判定医の裁量によることが望ましいが、一応標準的には六時間が示されている。一般に小児や脳死判定の困難な場合には観察時間を延長するか、補助検査の追加が要求されることになる。

(7) 判定者

他の多くの基準と同様に、判定者は複数であり、移植医を除外することはほぼ共通の条件となっている。しかしその資格としては、医師であればよいとするものから、集中治療医一名を含む三名という規定まである。

◆五　判定基準の問題点

一九八〇年以降に作られた比較的新しい判定基準は第三世代の基準と呼ばれているがこれらもな

お理想的基準とは言いがたい。そもそも臨床医学においては、脳死の判定基準以外にも各種の基準とか指針などが作られ、また用いられている。しかし個々の症例に対してこれらを応用するにあたっては、最終的に担当医の判断や裁量によらねばならないことが珍しくない。

脳死の判定基準もこれと同様で、熟練した専門医にとっては、いかなる基準を用いても脳死の判定は正しくできる。脳死判定においては、理論と実際が車の両輪のようなもので、相互に代替できないということを平山が強調している。彼は、この両輪が同時に回ってこそ初めて車はまっすぐに前進するもので、理論だけが先走っても良い結果は生まれないと述べているが、まさに至言であろう。

脳死の判定基準についてとかく理論を先行させたがる傾向は、我が国で特に強いようであるが、他の国々でも同様の議論は多かれ少なかれなされているようである。したがって、アカデミーにおける討議を中心にこれらの問題点を要約すると、表3のごとくである。

次に、主として個人レベルの哲学・倫理観・宗教などに基づく宿命的な不一致について触れてみよう。ただこれらの中には、誤解、知識・経験の不足、そして脳をめぐる未解決の謎によるものも少なくないことは、残念なことである。

(1) 脳死の概念

脳死の概念に関して現在でもなお医学界において不一致がある。もちろんいわゆる大脳死とか皮質死などの概念は、現在のところ脳死と明確に区別されている。しかし、いまだにこれらを脳死と混同している人が少なくない。また植物状態や無脳児などに対して、脳死と同様な考え方を持つ人もいる。しかし真の脳死とは、単に学術的な意味で個体死と同等と考えられる不可逆的な重篤かつ広範な脳障害に限定されるべきであろう。

生田らは、病理学的観点から脳幹死→全脳死→心停止の一方通行経路を確認している。したがって脳幹死の完成、すなわち少なくとも中脳や脳橋の被蓋部分の神経細胞群が死に至れば、蘇生から死への道程における“point of no return”を過ぎたことになる。なおこの場合、全脳死といっても全中枢神経の死ではないこともあらためて確認しておきたい。また〝全脳〟という表現が、全脳髄のすべての細胞を含むものでなく、たとえ全脳死といっても、部分的には個々の細胞やある細胞集団がなお死んでいないことはよく知られている。このことは、たとえ脳幹死の概念を採用した場合でも同じで、脳幹死を臨床的に診断しても、脳幹のすべての細胞が同時に死んだことを意味することでは決してない。

表3　脳死に関する主な論点

〔概念〕		
1．全脳死	vs.	脳幹死
2．脳機能消失	vs.	脳壊死
〔判定基準〕		
3．神経学的検査	vs.	補助検査

このように考えると、全脳死の概念をとるか、または脳幹死の概念をとるかは、それ程重要な問題ではないことになる。すなわち生田ら、あるいはアカデミーの討議の結論にも示されているように、脳幹死は不可逆的脳損傷を意味

し、もはやその個体は生存の可能性がないことと同等である。ただ少なくとも現時点では、いろいろな意味で脳幹死の概念に統一することは難しく、当分の間は両概念が並行して採用されていくのは、やむを得ないことであろう。なお臓器移植とからませた早期の脳死判定を期待したり、あるいは脳死に対する生命維持治療をまったく無駄と考えるならば、将来は脳幹死こそ脳死の概念として定着することになるであろう。

(2) 機能死と器質死

脳の死について機能死と器質死の二種類があるような考えは正しくない。この問題については、既に厚生省研究班による補足説明もあるし、生田らの論文にも詳しく述べられている。後者では「人間にとっても、細胞にとっても生・死は一つしかないので、人間の科学が現在器質的変化があると認識できるかできないかにかかわらず、細胞には生物学的な死しかない。したがって器質死という言葉は、くどく念を入れて形容しているに過ぎない」と明快に説明している。

(3) 脳死の判定基準

脳死の判定に最も重要なものは、神経学的検査である。もし脳幹死の概念を用いるのであれば神経学的検査のみで十分である。神経症状は、誰でも、何処でも、特殊な設備を必要とせず、随時実施可能であり、判定基準の統一の目的には非常に好都合である。なおこの中には当然無呼吸の確認が含まれており、無呼吸テストの重要性が強調されている。また脳死判定に携わる医師は、少なくとも各種の脊髄反射の残存がみられる場合があることを、十分念頭に置くべきである。観察時間については、少なくとも厳密な前提条件を守る限り、六時間以上で十分とされている。しかもアカデミーの討議によると、三歳以上の小児では成人と同様でよいとの結論であった。ただし生後六カ月から二歳までの乳幼児では、二四時間以上の観察時間が必要であり、生後六カ月以前の症例は、個々の症例について慎重に検討する必要がある。

(4) 補助検査の役割

各種の補助検査の中では、脳波が最も広く利用されている。しかし脳幹死の段階で脳死を判定するとすれば、脳波は必ずしも平坦化していない。また逆に、平坦脳波は大脳深部あるいは脳幹の機能喪失を直接反映するものでなく、その点脳幹誘発電位の併用も考えられる。確かに誘発電位の有用性は十分評価できるが、アカデミーの討議の結論や厚生省研究班の補足説明にも記されているごとく必須項目に入れるには、時期尚早でなお検討を要する。

脳循環停止の証明も場合によっては価値が高い所見となる。特にアカデミーの討議では、もし脳循環停止が証明できれば、観察時間は三〇分に短縮できるとされている。ただここで問題になるのは、全脳あるいは脳幹部の微小循環まで含めた循環状態が確実にしかも簡便に把握できる検査法は、いまだに見当らない。また、脳死状態では果たしてどの程度脳循環が停止しているかも、病態生理学的に詳らかにされていない。

このような問題点を踏まえXenon増強CT、同位元素による血管撮影およびTCDなどが利用されている。しかし造影剤による脳の血管撮影は、侵襲が無視できない点で、現在あまり利用されていない。ただ我が国でも、またオランダでも、少数派が脳循環停止を脳血管撮影で証明すべきであると主張し、しかもその侵襲性や合併症は問題にしていないことも特記しておきたい。おそらく血管撮影に対する認識の不足によるものと思われる。

(5)判定の手順

脳死の判定にたずさわる医師は複数であり、しかも移植医であってはならないことは、いずれの基準でも定められている。さらに神経内科、脳神経外科、集中治療、蘇生術などの専門医が参加しなければならないという場合が多い。しかもその部門の責任者や医長が加わるべきであるという条件も望まれている。そして判定の詳細に関する記録を、正確に残しておかなければならないことはもちろんである。

◆おわりに

心臓移植の開始以前までは、心停止を含む死の三徴候によって医師が人の死を判定していた。このことは現在でもまったく同じで、少なくとも三徴候による死亡診断に対しては、誰も異議を唱えることはない。しかし近年主として生命維持療法の進歩とともに、脳死状態が経験されるようになった。そしてこの死戦期に対する安楽死の考えが導入されたり、脳死患者が臓器提供者として考えられるようになった。そのため、いわゆる「見えない死」とよばれる新しい死の概念に対して、医学界のみならず一般社会からも、絶対的に信頼のおける判定基準が求められたのも当然のことである。もちろん従来の死亡診断と同様に脳死の判定も医師に全面的に任されるのであれば、ただ医学的に誤りのない行為が医師にプロフェッショナルな責任として負わされるだけであろう。

しかし多くの人々の中には当然考え方の相違が存在するし、医師の中にも脳死を正しく理解していない場合がある。したがって、個々の脳死の判定基準の内容や信頼感について討論を繰り返すことは、もはやあまり意味のあることとは思われない。もちろん、技術面での進歩により、脳の画像診断法、電気生理学的検査法、脳循環測定法などの飛躍的な進歩がみられた場合には、それらを必須の補助検査法として利用することも十分期待できよう。しかし、もし脳幹死の概念を取り入れることが広く認められるようになれば、無呼吸テストを含む神経学的検査のみが必要項目として重視されることになる。

要は信頼される医師による厳格な脳死判定が問題であり、判定基準の細部にわたってこれ以上議論を重ねることはあまり意味がないと思われる。

26 脳死判定をめぐって

（一九九三年五月）

未だわが国では脳死ドナーからの臓器移植は行われていない。しかし、重症脳障害患者を診察している施設では、かなり頻繁に脳死の判定をしている。その場合、厚生省研究班の判定基準がそのまま、あるいは多少改変・追加されて使用されることが多い。しかしなお一般社会はもとより、専門家たちさえ、脳死について必ずしも正しい認識をもっているとは限らない。

既に脳死臨調においても、いわゆる問題症例について専門委員会により検討されたが、特に研究班の基準に不都合な点はないとの結論であった。この結果をふまえて、この調査会は、現在の医学水準からみる限り、厚生省研究班の基準は妥当であるとしている。またこれより先に、日本医師会の生命倫理懇談会は、この基準を脳の死の判定に際して守るべき必要最小限の基準としている。

◆妊婦の脳死

以上のような状況にもかかわらず、未だに判定基準に対する風当たりが強い。たとえば、昨年六月「脳死状態の妊婦、出産」という見出しの新聞記事が出た。その解説によると、脳死状態の妊婦が出産した報告はこれまでにもあるが、妊婦の脳死判定の取扱いが決められていないことが問題であると指摘されている。そして、六歳未満の乳幼児と同様に、妊婦は除外例としたほうがよいという意味のコメントがついている。しかし実際には、たとえ妊婦であっても、脳死になれば当然明確に判定をすべきであり、またできるはずである。ただ、できれば胎児を救う努力を優先し、直ちに蘇生術を放棄することは好ましくない。既に一〇年前に、妊娠二四週以前ならば、母・児双方に対し特に考慮する必要はなく、二四〜二七週では母体に対し生命維持の努力を継続し、胎児や母体に問題が起これば直ちに帝切により出産を図る。そして二八週以降であれば、至急に帝切をすべきであるという指針が提唱されている。なお、脳死判定に必要な無呼吸テストの胎児に与える影響については、慎重な検討を要すると考える。

◆瞳孔径

やはり昨年一一月に発行されたある座談会の記事の中に、瞳孔について神経眼科専攻の教授が次のように話している。「五〇人の脳死を連続的に測定した時に、三人の方が瞳孔が縮んだまま亡くなっておりました。その方が脳死状態でいたんですが、結局、橋の大きな出血で死に至るまでの時期が早かった症例です。解剖所見では、各臓器がきれいで、このような臓器の移植が本当は早く脳死と判定されれば、理想的かも知れませんが、判定基準では瞳孔が四ミリ以上に固定するというところに抵触いたしますので、このあたりの例を見てもいろいろな詰めがまだ必要ではないかと思います」。

脳波学会基準では単に「瞳孔散大」と定めていたが、厚生省基準ではあえて「四ミリ以上」とより明確に規定した。それは研究班の全国調査により、四ミリ以上が約九六％で、残りは三ミリ以下であるという結果をふまえて定められたものである。その後も繰返して述べてきた如く、瞳孔径は脳および脊髄の障害状況により、微妙に影響される。

したがって、散瞳は脳死の判定上必須の条件とはならず、既に「対光反射消失」のみを必須項目としている基準もある。また、厚生省基準は直接移植を目的としたものではなく、たとえいくら臓器がきれいだからといって、橋出血による縮瞳例まで包含できるよう配慮することは難しい。このように、専門医でさえいささか見当違いの指摘をしているのが、残念ながらわが国の現状である。ただ、世界的にみてもなお脳死の概念については必ずしも見解が一致しているわけではない。そのため種々の問題提起にもつながっている。

◆脳死の概念

どちらかというと大脳半球の機能喪失まで含めたいわゆる全脳死の概念は、今日でもなお多くの国々で採用されている。しかし、英国で提唱された脳幹死の概念も、特に専門医には支持されている（ただし、日本神経学会評議員では二六％）。既に多くの判定基準の必須項目から脳波が外されている事実をみても、脳死の病態においては、大脳半球の機能よりも脳幹機能がより重要であるとの認識が深まっているものと思われる。ただ、わが国の現状を考えると、やはり脳幹死の概念を一般社会に理解してもらうことはなお時機尚早であろう。

脳死の概念に関する混乱は、今なお米国の移植に関係する専門職の間でさえみられる。すなわちクリーブランド市における調査で、全脳死の正しい概念を知っていたのは六三％にすぎなかったという。いずれにしても植物状態との混同によって、なお脳死に対する正しい認識が大いに阻害されていることは確かである。

次にいわゆる機能死と器質死の問題がある。後者は臨床的に脳血流停止をもって判定できると主張されているが、血流測定そのものが機能的検査法であり、決して病理組織学的の死（壊死）を証明したことにはならないであろう。心停止～死亡の判定においてさえ要求されていない形態学的な背景を、脳死の判定にのみ求めることはいかがなものであろうか。

厚生省基準では補助検査として脳波のみを必須項目に入れたが、その後種々の施設で脳血流検査や脳幹誘発電位などを取入れるようになった。今やわが国では広く先端医療機器が整備され、重症脳障害例のモニタリングも格段に進歩した。したがって、これらの情報はもちろん脳死の判定に有用ではあるが、そうかといって必須項目とする必要はない。むしろ重視しすぎれば、かえって弊害がある。また観察時間や対象範囲などとともに総合的に検討すべき検査項目を、ただ単純に比較するべきではない。いたずらに見せ掛け上基準を厳しくしても意味がない。要は基準を使う医師一人一人の知識と見識の問題である。

27 脳の中枢機能と死

（一九九二年二月）

〔問〕一、心臓死の判定に用いる心臓停止、呼吸停止、対光反射消失はそれぞれ脳のどの部位の機能の停止をみているのか。

二、脳死での心臓拍動は、どの部位の機能が保たれていることによるものか。

（長崎　Y生）

〔答〕一、ご質問の心臓死とは従来の心拍停止による個体死の概念を意味するものと考えられる。したがって心拍・呼吸停止、瞳孔散大・対光反射消失は、死の三徴候といわれる。いずれにしても心拍動が停止すれば脳を含む全身への血液循環が停止し、各臓器の無酸素状態が将来される。中でも脳は無酸素状態に対する抵抗力が著しく弱く、心停止により脳幹の呼吸中枢も、血管運動中枢も、瞳孔径を支配する動眼神経核も早期に機能を喪失する。通常、脳の神経細胞にたいして五～一〇分間酸素の供給が途絶えると、細胞は不可逆的な機能喪失状態、つまり死に至る。

二、脳死状態では人工呼吸下において、心拍動が残存していることは周知の通りである。この場合当然ながら脳幹の血管運動中枢はもちろん死んでいるが、それは心臓自身に自動的に心拍動を維持する能力があるからである。したがって脳のコントロールがなくても心拍動は維持される。

ただ一般に脳のコントロール、特に迷走神経の影響がなくなると、心拍のリズムは一定になる場合が多い。もちろん脳幹機能の喪失により、頸動脈洞および眼球心臓反射（アシュネル反射）も消失する。さらに正常ではアトロピンテストにより中枢を介して心拍数の増加をみるが、脳死では心拍数の変化はない。したがってこの方法は脳幹機能の有無の判定法としても利用されている。

28 国際化時代の脳死 —— ある途上国の判定基準から

（一九九三年一二月）

Ⅰ　はじめに

脳死臨調の答申が出てからすでに二年近く経過した。確かにひところほどではないにしても、やはりわが国では脳死判定に対する信頼感が、いま一息のように思われる。

ちなみに、平成三年（一九九一）八月に行われた井形教授の日本神経学会全評議員に対するアンケート調査では、厚生省研究班の判定基準（いわゆる竹内基準）を、十分とする意見が七二・五パーセントを占めていた。しかしその反面、不十分とする二一・二パーセント、および保留とする六・三パーセントがあることも見逃せない。もっとも保留とする中には、「内容を詳しく知らない」という理由もあったし、また不十分とする理由の中にも、「臨床的には不十分」、「脳死の診断は科学的には不可能」、「全脳細胞の死の証明には不十分」、「脳死判定にはリスクが大きすぎる」など、

表1　近畿地区脳神経外科訓練施設の責任者139名に対するアンケート調査

[抜粋]
脳死判定における「いわゆる竹内基準」に関して：

(1)	判定基準として適切・十分である	65名(51.2%)
(2)	基本的に適切であるが、なお若干の条件を付加することが望ましい	43名(33.9%)
(3)	不十分である	2名 (1.6%)
(4)	わからない	9名 (7.1%)
(5)	その他	5名 (3.9%)
(6)	無記入	3名 (2.4%)

回答率：91.4%(127名)(1992•4)(阪大・早川教授)

いささか見当外れの理由が記されていることにも留意すべきであろう。このように選ばれた専門医師の中でさえ、少数とはいえ、考え方や認識の異なる人が含まれていることを思うと、広く一般社会において、脳死判定が抵抗なく受け入れられるようになるには、なお前途遼遠の感がある。

一方、早川教授の調査では、脳死症例に対して神経内科医よりもいっそう近い位置にあると思われる脳神経外科専門医の八五パーセントは、厚生省基準を適切とし、不十分とする人はわずか一・六パーセントにすぎないことが明らかになった（表1）。ただ、このような信頼度の高い調査結果が、一般にはあまり知られていないことも、情報化時代の今日、まことに不思議である。

◆ II　マレーシアの脳死事情

さて、筆者はここ数年来、縁あってマレーシアのボルネオ島クチン市にある国立サラワク総合病院における救急医療施設向上を目的とした国際協力事業団（ＪＩＣＡ）のプロジェクトに参画し、同国の救急医療の実状に接してきた。マレーシアの医療水準は、確かにわが国のそれに比してやや遅れてはいるが、その最大の理由は、医師や医療関係者の不足によるものである。しかしこの国は、発展途上にある東南アジア諸国連合（ＡＳＥＡＮ）の中でも優等生といわれるだけあって、来たる二〇二〇年を期して先進国の仲間入りをすべく、政府が先頭に立って大いに努力中である。

同国には医科大学が三つあり、その中で代表的なクアラルンプールの国立マラヤ大学は、立派な付属病院を持っている。この大学の麻酔・蘇生学教室の主任であるデリルカン教授の案内で、救急部および集中治療室を見学したが、近代的な医療設備がよく整備され、むしろ、わが国よりも優れた点も少なくないように思われた。

この国ではモータリゼーションの普及とともに、ひところのわが国のように交通事故が急増し、その犠牲者に対する救急医療の整備が緊急の課題となっている。そして、すでにこれらの重装備施設における集中治療により、先ごろまでは、医療先進国でしかみられなかった脳死患者が、しばしば経験されるようになったのも当然のことである。

マレーシアは多民族国家（マレー系：六〇パーセント、中国系：三〇パーセント、インド系：一〇パーセント）であり、一応、イスラム教が国教と定められているが、宗教もいろいろある。その点わが国に比べて、社会環境はより複雑と思われるが、少なくとも脳死に対する医学的な対応はかなり的確である。ちなみに、マレーシアから分離・独立した中国系の比率が高いシンガポールでは、脳のすべての機能が不可逆的に停止した場合には死であると定め、すでに一九八七年に「ヒトの臓器移植法」を制定している。

同じ旧英連邦に属していながら、何かにつけてシンガポールに後れをとりたくないという競争意識の強いマレーシアでも、脳死判定の歴史はかなり古い。すなわち、この大学病院に同国最初の集中治療室が設けられたのが一九六九年であり、一九七四年には「人体臓器に関する法律」が制定されている。あたかもわが国では日本脳波学会の判定基準が完成した年でもある。この場合、専門医二人の判定が必要と定められたが、〝見えない死〟と呼ばれる脳死の判定方法に対する疑問もあった。そのため、一九七九年にこの大学病院では改めて判定基準を制定した。

その後約一〇年間、特別な動きはなかったが、一九八八年になってマレーシア外科医協会の主催で、神経内科医、法律家、麻酔科医の三人により「マレーシアにおける脳死とその関連事項」と題するシンポジウムがもたれた。その結果、死の判定基準の設定は医学の専門領域である、そして死の定義とその判定法は法廷においていつでも医師が説明できなければならない、という統一見解に達した。

そして翌年には、神経内科医、脳神経外科医、麻酔科医、精神科医からなる特別委員会が設置され、次のような提言を行った。すなわち、心・肺機能の停止および全脳機能（あるいは脳幹機能）の停止は、共に人の死であると定めた。何かと英国医学の影響の強いこの国でも、少なくとも死の概念に関しては、米国大統領委員会やスウェーデン保健省のスタイルに類似している。しかも英国流の脳幹死の概念も並んで採用し、そのため一九七九年の判定基準が改変された。その結果、現行の判定基準は、厳重な除外例が規定されたうえで、無呼吸、昏睡症例を対象とし、各種脳幹反射の消失と動脈血中の炭酸ガス濃度測定が要求されているだけである。この基準については後に再び触れたい。

この判定基準は四ヵ月後には早くも大学病院の委員会で承認され、引き続き政府の司法長官や各種宗教団体によって承認された。このように〝一億総評論家〟といわれるようなわが国と違い、同国では専門委員によって定められた判定基準が、きわめて円滑に処理されているように見受けられる。しかし何といっても、従来の三徴候による死の概念と異なる脳死の概念を受容するに当たっては、なお患者の家族、看護婦、他の患者および担当医の教育がもちろん必要であるとされている。そしてデリルカン教授らの現在抱えている問題点は、次のとおりかなりレベルの高い専門的な事項である。

すなわち、重症脳障害に対する強力な脳蘇生術や集中治療の結果、脳死が生まれるわけであるから、できるだけ早くから予後を見通して、無駄な努力を避ける判断ができないかということである。彼の言葉の中で特に印象的であったのは「医師は救命の義務を持つが、果たして死期をいたずらに延長する権利を持っているのか」という疑問である。

◈ III　マラヤ大学の判定基準

さて、同国の判定基準は先にも述べたが、まず回復不能の脳の器質性障害が明確で、無呼吸と昏睡の患者について、精神安定薬・鎮静薬・筋弛緩薬の影響、代謝障害、内分泌疾患、低体温状態を除外する。臨床検査項目としては、二項目に大別され、第一は瞳孔の固定・散大がチェックされる。次に角膜反射、前庭反射、咽頭反射、咳反射などの脳幹反射消失と、自発運動および自発呼吸の消失が必須項目となっている。自発呼吸の消失の検査は、動脈血中炭酸ガス濃度が五〇mmHg以上と定められている。これらの検査は、麻酔科、脳神経外科、神経内科の専門医のうち、いずれか二人によって別々に二回実施され、さらに担当看護婦のサインも必要である。

このように、マレーシアの脳死判定は脳幹反射の消失を中心とした臨床的検査で行っており、わが国で問題になっている各種の補助検査は、もし設備があれば実施するという程度である。診断する医師の側に自信がない場合や、訴訟などの際に補助検査が役に立つことはこの国でも同じである。ちなみに〝死者の蘇生〟という記事は、やはりこの国のマスコミの好餌となって、大騒ぎで報道されることもあるという。

各種の補助検査についてデリルカン教授は、確かに有利なこともあるが、逆にかえって不利なこともあると明言する。筆者も折に触れて強調しているように、百パーセント正確な、あるいは理想的な補助検査法は存在しない。必ず他の検査法との組み合わせが必要になる。脳波は最も簡便であるが、脳幹死の概念を採用した場合には、脳波がなかなか平坦化せず、かえって判定の障害になることもある。ましてや他の補助検査は、集中治療室で実施するには一般に不便なことが多いので、利用価値は少ないという意見である。

ただしこの病院では、一九八〇年以来、必要な場合にのみアイソトープによる脳血管撮影を応用して、その有用性を高く評価している。この検査による脳血流停止は、脳死に特有の病態である〝脳タンポナーデ〟と一致する。しかもたとえ低体温や代謝障害の場合でも判定に利用できる。同教授は本法を安全、簡便、非侵襲的と高く評価しているが、わが国では法律上、病室での検査は不可能なので、ただちに導入することはできない。

◈IV　補助検査の利用

マラヤ大学のみならず世界各国で、最近比較的簡便に応用できるようになった各種の電気生理学的検査法、画像診断法、脳循環測定法、頭蓋内圧測定法などが、脳死判定の補助検査または確認検査として導入され、一部の人々からは強く推奨されるようになった。

一九八〇年代に世界各国から、いわば公的な基準が発表され、一般に第三世代の判定基準と呼ばれてきたが、これらには、脳波以外には必須の補助検査がほとんど採用されていなかった。

しかし一九九〇年代に入り、わが国では各大学や病院で、それぞれ独自の判定基準を作成するようになり、それらに脳幹誘発電位や脳循環検査などが必須項目として採用される傾向がみられる。また最近、アンカラのハセテッペ大学医学部脳神経外科で作成した基準でも、聴性脳幹誘発反応や、アイソトープ脳血管撮影および脳循環測定が必須項目として、脳死の確認の目的で取り入れられている。この場合の観察期間は一二時間または必要によりそれ以上となっている。

このように、いわば第四世代と考えられる基準の中に、新しい補助検査法が取り入れられる傾向をいかに考えたらよいであろうか。脳死臨調の最終答申にも、補助検査は可能なかぎり実施すべきであるとの考え方が示されている。実際、われわれも重症脳障害に対する診療の中で、各種の補助検査を応用し、患者の状態をより客観的にモニターしている。とはいえ、簡便性、信頼度、侵襲度、普及度などの点で、なお問題のあるこれらの高度先進的な検査法を、脳死判定の必須項目として安易に取り入れてよいものであろうか。

この問題は、一九九一年二月に本誌に掲載された厚生省研究班による「脳死判定基準の補遺」の中ですでに詳しく取り上げているが、やはり可能であれば実施するという程度が妥当であろう。医師の側が判定に自信がない場合の確認検査として利用することはできるが、うっかりすると補助検査優先の弊害を生み出す可能性もある。また厚生省研究班の全国調査では、脳波検査でさえ実施率は必ずしも高くないので、種々の補助検査を必須検査として位置付けることによって、脳死判定が不可能になる施設が出てくるおそれもある。たとえば心停止による従来の死の判定において、心電図の検査が必須という話はいまだ聞いたことがない。同様に脳死の判定も、まず臨床的レベルで行うのが本来の姿ではなかろうか。

われわれは多くの重症脳障害患者の診療中に、切迫脳死から脳死状態にかけて各種の新しい補助検査法をできるだけ応用している。その結果、これらの多元的な検査所見が、少なくとも時間的に一致することはまれで、これらに頼りすぎると、現場ではかえって混乱することもある。また、脳循環停止の判定に利用される造影剤による血管撮影についても、いまだに技術的な問題や信頼度についての疑義が跡を断たない。もちろん被検者への影響も決して無視できない。さらに臨床応用が簡便で、しかも侵襲が少ないという理由で注目されている超音波ドプラ脳血流速測定法なども、種々の意味で決して万能の検査法というわけにはいかない。

V　判定基準の信頼度

そもそも脳死状態を正しく理解したうえで、それを「脈の触れる死体」と考えるか、あるいは「生きた体に死んだ脳」と考えるかは、個人の哲学に左右される。これは脳死臨調の少数意見にも現れているところである。しかし、この考え方の違いと、脳死の判定基準の信頼度に対する態度とは、直接関係はないはずである。後者について、一見医学界ですら足並みが揃っていないようにみえるのは、次のような理由によるものと思われる。

すなわち、脳死の概念に関して、いわゆる皮質死は論外としても、なお全脳死と脳幹死の二通りの考え方があり、脳障害の範囲についての考え方がいまだ統一されていない。しかし病理学的には、生田教授らによって脳幹死→全脳死→心停止（個体死）の一方通行路がすでに確認されている。つまり医学的には脳幹死が確認されれば、その患者の蘇生・救命の可能性は皆無と考えられる。第三世代の多くの判定基準が、すでに脳波検査すら必須項目から除外しているのは、おそらく脳幹死の概念に影響されているように思われる。

次に第二の問題点として、脳障害の質が取り上げられている。わが国はもちろん、世界中の国々が脳機能の不可逆的喪失（いわゆる機能死）をもって脳死と定義している。しかし一部にはかたくなにいわゆる〝器質死〟でなくてはならぬとする主張もある。しかし元来、生物には生も死も二種類あるはずはなく、死後の剖検以前に、臨床で可能な方法によって死を判定することが国際的にも常識である。したがって臨床的には判定が不可能な器質死（脳壊死）の概念を導入することは、いたずらに混乱を招くばかりである。しかもこの場合、純粋に機能的検査といえる脳血流停止をもって脳の器質死を証明したかのように考えるのは、適当でない。そもそも脳血流が完全に停止したことを臨床的に証明することは現時点では不可能である。しかも心停止以後でさえ、脳の一部の細胞が生存している形跡があるともいわれている。

第三に、判定基準そのものに対する意見の中で、種々の補助検査を必須とする主張に関しては前述のとおりである。わが国で特にこれらの補助検査が好んで取り上げられるのには、いくつかの理由が考えられる。すなわち、わが国の医療水準や国民性から、近年、急速に臨床の場に種々の高度先進的な検査機器が導入され、使用されるようになったことも、見逃し得ない特殊事情といえよう。X線CTの普及なども目覚ましいものがある。たとえば厚生省判定基準で定められた対象症例は、CTによって脳の器質性障害が確認された症例に限定することを必須条件としているが、このような項目はわが国においてはじめて取り入れることが可能である。

次に補助検査によって得られる客観的記録は、患者家族への説明や医療訴訟などに対する証拠としての価値もある。しかし何といっても、臨床神経学的な所見こそ最も重視されねばならない。そもそも判定基準は前提条件、除外例、生命徴候、神経症状、補助検査所見、観察時間、判定者の数や資格などの多くの要素から成り立つものである。したがって、確かに補助検査の項目を増やすことにより、観察時間を短縮したり、対象範囲を拡大（乳幼児を対象に含むとか、内分泌・代謝障害、薬物中毒まで含む）したりしている基準もみられる。いずれにしても、判定基準の主要項目だけを取り上げて、単純な批判をすることは避けたいものである。

◆ VI　おわりに

二〇世紀初め、近代脳神経外科学が確立されて以来、次第に増加傾向にある脳死症例をかかえ、われわれの専門領域は好むと好まざるとにかかわらず、最近の移植がらみの社会的論争に巻き込まれてきた。筆者のみるかぎり、これほどの混乱を招いたのは世界中でわが国だけのように思われるが、その原因はかなり複雑である。

どこの国の医師たちも、近代医学の最先端の技術を駆使して、相変わらず多くの重症脳障害患者の診療に全力を尽くしている。しかし残念ながら場合によっては自ら脳死の判定を行い、家族に告知せざるを得ないのが現状である。この場合には当該診療チームの責任がまず問題であり、この行為に対する第三者の干渉は好ましくない。ただ脳死判定後、心停止までの期間の対応は、それぞれの国の法律に従い、いわゆる末期医療の観点から関係者間で慎重に検討し、合意された方針に従うべきことは当然である。

29 わが国の脳死問題

（一九九五年一月）

◆はじめに

かつて、学会のフロアー発言で、「俺は脳死の患者を何人もたすけた」と豪語した医師がいたと聞いて、驚いたことがある。その後も繰り返し、専門を問わず少なからぬ医療関係者たちが、脳死に関していささか見当違いの発言をしているのを聞くことがある。たしかに最近までは脳死に関する講義もなく、専門外ならば症例に遭遇することもないので、いまだに脳死に関する知識や経験を持たぬ人が医療職の中にいても不思議ではない。ただこれらの医療職の人々の言動は、一般社会に対する影響が強いだけに、十分慎重であってほしいものである。

◆脳死の概念

現在、脳死には二種類の概念がある。すなわち、わが国や米国などで採用しているいわゆる全脳死と、英国で確立された脳幹死の概念である。すでに欧亜脳神経外科アカデミーでは、専門医師の集団として脳幹死の考え方が支持されているが、脳死臨調をはじめわが国では、前者を取り上げている。脳・神経系の医学的な知識に乏しい一般社会には、当分前者の概念を紹介したほうがよいであろう。

さらに、わが国ではいつのまにか機能死・器質死の用語が対比して使われるようになり、いっそう混乱している。両者はもともと医学では馴染みのない表現である。三徴候をもって臨床的に判定するヒトの死は、当然前者である。その場合、人体を構成する個々の臓器や細胞に至るまで、果たして本当に（器質的に）死んでいるかどうかは問題にしていない。同様に臨床的に判定しなければならない脳死に限って、後者の概念を導入することは如何なものであろうか。臨床の現場で脳の器質死（壊死）を厳密に証明することは、今のところ不可能であるといってよいであろう。

米国においてさえ一九八六年、JAMA のQ&A欄に、「脳死判定には脳挫傷や脳浮腫の寛解を待つ時間的余裕が必要ではないか？」というある医師の質問が掲載されたことがある。このような疑問が出るのも、脳死の概念や病態生理に関する理解が不足しているためであろう。

ともあれ、ながい間人類が持っていた唯一の死（適当な表現とは思えないが、いわゆる心臓死）の概念に、新たに「見えない死」と呼ばれる脳死の概念が導入された。しかし残念ながら現在のような医療不信の環境下では、この「見えない死」はとても簡単には社会に受け入れられないことも理解できよう。

◆皮質死（植物状態）

脳死状態と植物状態とがいまだに区別されないことがある。米国の移植に関与する医療職の間においてさえ、なおこの誤解がある。すなわち一九八九年のYoungnerらの調査では、正しい脳死の概念を知っていたのは、わずか六三パーセントにすぎなかったという。そして一八パーセントは皮質死の概念と混同していた。

わが国の医学界でも一般社会でも、しばしば両者が混同されている。最近の日刊紙上でも、明らかに脳死とすべきところを、植物人間と書いていた署名入りの記事があった。またある投書欄には、医師の説明に両者の混同があるように見受けられた。

「尊厳死裁判」としてわが国にも知られている米国のカレン嬢の場合も、当初は脳死状態と報道されていた。しかし、たとえ人工呼吸器が着けられていても、事故から約半年間が経過しているので、脳死とは考えにくい。事実、後に専門誌に掲載されたこの症例の神経症状をみれば、脳死は完全に否定できる。そして、裁判所の許可を得て呼吸器を外してから九年間、事故からでは一〇年あまり彼女は生存している。

かつてわが国でも、ある歌手の事例で、当初は脳死と報道されたことがある。幸いにこの場合は蘇生・回復したので、後になって脳死は否定されたが、やはり脳死の概念に関して社会の混乱を招いたことは、まことに遺憾であった。

◆報道による混乱

前述のように、報道側の不勉強や誤解、時には偏見によるとしか思われない記事が見られることがある。特に判定基準に関する記事に誤りが多い。一例を挙げると、某国立大学で無呼吸テストに血中炭酸ガス分析を加えることにより、厚生省研究班の基準よりもいっそう厳格な基準が作られたと報じられたことがある。しかしこの件についても、研究班の報告書には「調査では脳死判定時の血液ガス分析実施率は三〇パーセント以下となっているが、（中略）必ず施行すべきである」と記載されているので、担当者の認識不足がよくわかる。

その他、判定基準に対する疑義や批判の中には、結果的にいろいろと社会の混乱を招いたものもある。特に研究班の基準で脳死と判定したが、誤りであったとする記事が続出したことがある。これらの症例は脳死臨調によって詳細に検討され、後に基準の信頼度をそこなうものではないと判定された。症例を提示する側にも問題があろうが、やはり容易に取り上げて報道する軽率な姿勢も考えものであろう。

◈判定基準の信頼度

最近の医療不信の世情に加えて、前述のように脳死判定に対する一般社会の信頼度が必ずしも高いとはいえない状況では、国内的にも、国際的にも、判定基準のばらつきがいっそう不信感をつのらせている。特にわが国では、多くの施設で、判定項目を増やしたり、観察時間を延長したりして、信頼度を高める努力をしている。その結果、時には正確度、簡便性、侵襲性、普及度などの点で難のある補助検査法が、必須条件として取り込まれる結果を招いている。

確かに医学の進歩とともに、脳死状態に陥る可能性の高い重症脳障害の治療成績も向上している。この場合、各種の神経モニタリングの情報はきわめて有用である。したがって切迫脳死状態から脳死への移行状況を、ある程度客観的に把握することも可能になった。しかしわれわれの経験では、複数の検査所見が時間的に一致することは少なく、観察がミクロになればなるほど、混乱が増すように思われる。そのため前提条件や除外例に関する制約をしっかり設定しておけば、生命徴候と神経症状を中心に、確実な判定が可能と思われる。事実、国際的にみても、これまでに発表された代表的な判定基準には、複雑な補助検査法が必須項目としてはほとんど採用されていない。いかなる基準を作っても、結局はそれを使う側がしっかりしていなければ意味がないことを忘れてはならない。

◆おわりに

臓器移植をめぐって、わが国における脳死への対応はいまだに混沌としている。これは、もちろん死生観の個人差によるところが大であると思われるが、さらに不信、偏見、誤解、猜疑、不勉強など、この問題に特有の複雑な要因も介在しているようである。

30 小児の脳死

（一九九八年一〇月）

このほど臓器移植法が施行されることになり、条件が揃えばわが国でも成人のいわゆる「脳死移植」が可能になった。その結果、今回は除外された小児でも移植ができるようにとの要望が高まってきた。

厚生省研究班の脳死判定基準（いわゆる竹内基準）では、六歳未満の小児は除外されている。しかし一般に厳しい判定基準でも対象範囲が広くなる傾向があるし、国際的にみても、特に小児を除いていない基準もある。大統領委員会による基準で、やはり六歳未満が除外されている米国では、すでに一〇年前に「小児の脳死判定指針」を発表している。

これによると、乳幼児を三群に分け、生後七日から二カ月までは四八時間、二カ月から一年は二四時間、一年以上は一二時間（成人の二倍）の観察時間を定めている。そしてこの時点では、各種の補助検査についてはなお検討中とされている。

これまで種々の補助検査法が脳死判定に試みられてきたが、せいぜい観察時間の短縮に役立つ程度で、小児でも必須項目になるような検査は見当たらない。ただ生後三ヵ月以降であれば、平坦脳波を一回証明しただけで、脳死の確認ができるという意見もある。しかし一方では、深昏睡、無呼吸、脳幹反射消失が七二時間続けば、小児でも特別な補助検査なしに判定が可能であるとする意見もある。

小児でも移植ができるようにするためには、まず小児の脳死判定基準が必要となる。昭和五九年度に行った厚生省研究班の調査では、六歳未満の乳幼児は二六例で、全体の三・六％に過ぎない。社会に信用される立派な小児の判定基準を確立するためには、できるだけ多くの症例について慎重な検討が必要である。ただ医学的に基準作りができたとしても、なお法律的な難問題が残されている。

難病に悩む患者達に福音がもたらされるのは、いつの日になるのであろうか。

31 脳死出産

（二〇〇二年一月）

平成四年に発表された「脳死臨調」の答申に、少数意見として次のような記載がある。すなわち「われわれは実感としても脳死を死と認めることに賛成できない。なぜなら、（中略）脳死状態のまま出産した例がアメリカにも日本にもある。出産した女性たちが果たして死者であろうか（以下略）」。

心停止後にさえ帝王切開により生まれた子どもが少なからず報告されていると言うのに、脳死妊婦が出産した事例が果たして「脳死イコール　ヒトの死」を否定する根拠になりうるであろうか？

筆者が最近脳死出産の報告例を調べたところ、一九八二年のDillonの報告以来、今までに日本を含めて世界七カ国から一四例の成功例を見つけることができた。中には出産後、移植用に臓器を提供した例さえある。

脳死の概念が世界的に導入された一九七〇年頃は、脳死状態をあまり長く維持することは困難であるとされていた。またそのような努力は徒労なばかりでなく、倫理的にも一考を用することであった。しかしその後の集中治療医学の進歩などにより、脳死状態をかなり長期間にわたり維持可能な場合も経験されるようになった。

特に乳幼児では、脳死判定から心停止まで三〇〇日以上の症例も報告されるようになった。上述の脳死出産成功例では脳死判定から出産まで平均五六日であり、一〇〇日以上も二例ある。

脳死妊婦の脳障害は血管障害が過半数を占めるが、外傷や炎症性疾患も含まれている。妊婦の平均年齢は二二歳で好条件とはいうものの、出産までには多くの関係者の並々ならぬ努力と労力が必要である。また医学的以外にも、脳死出産をめぐる法律的、倫理的、宗教的、経済的問題なども、心停止後や植物状態下の出産とともに、これから学際的に広く検討されねばならないことであろう。

32 最近の新聞から

（二〇〇四年七月）

かねがね筆者は脳死という用語が、医学界においてさえ正しく使われていないわが国の状況を憂慮していた。そして最近も気がかりな二つの新聞記事に接し、少なくとも脳死の定義に関しては、われわれは共通の正しい認識を持つべきであると思っている。

一つは北海道のある公立病院での事例である。窒息のため心肺停止状態になった九〇歳の患者が、蘇生術で心拍は再開したが、自発呼吸はなく、瞳孔散大・対光反射消失などから、「回復の見込みはなく、脳死のような状態」と説明されて、家族の希望によって人工呼吸器を取り外し、死亡したという記事である。法の制定以来、脳死移植の事例をまめに取材している各新聞は、そろってこの場合の脳死の判定に疑義を示している。

この症例の医学的記録はみていないが、もしもしかるべき判定基準に準拠せずに脳死状態と説明し、重要な決定を行ったのであれば、やはり問題であろう。たとえ臓器の提供はなくても、医学的に誤りのない脳死状態の判定には、判定基準の各項目を満たしていることを確認する習慣が、臨床の現場に定着してほしいものである。

次は某紙に掲載されたある国会議員（小児科医）の「脳死とみられていた子どもが一カ月後に歩いて帰宅したケースもある」と語っている記事である。正しい脳死判定後に蘇生・回復したとなれば、当然詳細に検討されるべきであると思って記者に尋ねてみた。その結果、この症例は薬物によって脳死と同じ状態になったことがわかった。

これまでにも脳死から助かったという症例の報告はあるが、ほとんどは薬物中毒か代謝障害によるものである。もちろん脳死の判定対象からは、薬物の影響を除外すべきことが必須の条件になっている。このことはどの判定基準にも明確に示されている。

臓器移植法の改正が国会で審議されようとしている現在、まず医療関係者から脳死を正しく認識してほしいものである。

Ⅳ 「脳死」と臓器移植

——脳死判定基準の適用

〈対　談〉

33 臓器移植 —— 脳死判定基準作成過程とその適用上の問題点

（二〇〇〇年四月）

出席者（発言順）
大阪医科大学教授　太田富雄
杏林大学名誉教授　竹内一夫

脳死判定、難しい形態学的診断

昨年（一九九九年）二月、臓器移植法施行後初の脳死移植が高知赤十字病院で行われてから、これを含めてすでに四例の脳死移植が実施され、わが国の脳死移植は定着したかに見える。

しかし脳死判定に当たっては、二重、三重の厳格なチェックが求められるのは当然だ。そこで厚生省研究班長として脳死判定基準、いわゆる〝竹内基準〟を作った竹内教授と、臨床の現場でさまざまな感想をお持ちの太田教授に、判定基準作成の経緯と、脳死判定基準適用上の問題点について話し合っていただいた。

◆回復の可能性がある短時間の脳波消失

太田 最近、脳死患者をドナーとする臓器移植が四例ほど行われ、成功裏に終わりました。これで移植医療に拍車がかかったような感じがしますが、四例の経験で明確になった点と申しますと、移植医療における技術的問題よりも、むしろ脳死判定がかなり大きな問題として取り上げられました。

本日は、現在われわれが使用しています脳死判定基準、一般的に〝竹内基準〟といわれていますが、それをお作りになった当の竹内一夫先生から、わが国におけるこれまでの脳死判定基準作成の歴史と、その適用における問題点についておうかがいしたいと思います。竹内先生は、この方面に関しましては生き字引のような方ですので、非常に興味深いお話がうかがえるものと存じます。よろしくお願いいたします。

竹内　一九六七年の暮れにBarnard博士の心臓移植があり、それに引き続いて一九六八年夏に札幌医大の和田教授が日本初の心臓移植を行いました。その直前一九六八年の春に新潟で日本神経学会があり、大阪大学の陣内先生にお会いしたときに臓器移植のドナーとして脳死患者が必要だという話を、うかがいました。そのとき、ちょうど私が勤めていたのが虎の門病院で、この新病院の設営に当たってはできるだけ多くの機会に脳波がとれるようにということで、手術場はもちろん病室でも、ポータブルの脳波計を置き、技師も付いて、一人残らず意識障害がある患者の脳波をとっていました。

ひところ脳波が消えると脳死だという短絡的な考え方がありました。自分が今まで経験した平坦脳波の症例が、全部助からなかったかというと、どうもそうじゃないということで、過去の平坦脳波の症例を再チェックしたのです。そうしたらやはり数十例の症例の中で、一時間以内の脳波消失なら回復の可能性があるということがわかりました。

太田　その症例は後で振り返ってみてもそれなりの理由があったのでしょうね。

竹内　もちろんそうです。たとえば脳の無酸素症のような一時呼吸停止した症例で、非常に早い時期から脳波をチェックして、いったん消えた脳波が蘇生術によって回復したという例を観察できました。もちろん脳死ではなかったわけです。神経学的にもいろんな症状をチェックしなければならないわけです。瞳孔が開いて意識が昏睡状態になっているというようなことはもちろんですが、脳幹反射が全部なくなったかどうか、その辺はよく調べてなかったのですが、いずれにしても短時間の脳波消失なら回復の可能性があります。そういうデータを得たものですから、一九六八年秋に日本脳波学会が新潟で開かれたので、「脳波消失の意義」という演題でこのことを発表しました。このとき脳波学会としては脳死委員会を発足させたのですが、臨床だけでなく、基礎の先生も入って十数人の大型の研究班ができたのです。最終的には脳死判定基準を作ることになりましたが、呼吸がないことをどう判断するか。当時は無呼吸テストの方法が確立されてなかったのでたいへん苦労しました。結局、一九七四年に東京で開かれた国際脳神経外科学会で日本の判定基準を発表しました。

われわれは基準を作るため、全国的に症例を集め一〇〇例ぐらいの対象例を分析し、脳の一次性器質性粗大病変の症例に絞っての基準作りだったわけです。ですからあくまで臨床例からの基準作りで、非常に貴重ではあるのですが、残念ながら対象範囲が絞られたわけです。そのため一九八〇年代に入って、厚生省も移植に向けての準備体制として基準作りを始めることになりました。

◆全国七一八症例が竹内基準の基礎

太田　脳波学会の脳死委員会で作られた基準は、移植を前提にしたものだったのでしょうか。

竹内　間接的には移植を念頭に置いていましたが、前提にしたものではありません。いずれにしても日本脳波学会として作ったわけですから、脳死と脳波は密接な関係にあり、脳の機能を客観的にキャッチする最善の方法として脳波があった。ですから脳波が重視されるのも当然であったと思います。厚生省の研究班ができたのが一九八三年ですが、この日本脳波学会の基準の信頼性を検証することと、当時日本でどのくらいの脳死の症例があるかという疫学的な調査と、この二つの目的でこの班がスタートしたのです。三年がかりでいわゆる〝竹内基準〟を作り上げたのですが、その基礎になったのは、全国的に提出していただいた七一八症例です。そして脳波学会の基準も信頼に足るものだという結果が得られました。

太田　七一八症例を選んだ基準は、やはり日本脳波学会で作成された脳死判定基準によるものでしょうか。

竹内　脳波学会の基準で判定してもらい、六時間の観察時間をおいて蘇生例がなかったということです。臨床例の経験から間違いない基準だということになりました。脳死判定をしても蘇生するのではないかという思いはあるものです。一般の人はもちろんですし、医師においてもあまり脳死を経験したことがない人は、やはり心臓が止まり、呼吸が止まるのが人間の死だということで、心臓が動いていれば回復の可能性があると考えるわけですね。私たちも以前は、あるいは助けられるのではないかという、あわい希望を持ったものです。

脳死判定基準は長い歴史を持っていますが、臓器移植法ができたのが一九九七年で、これに〝竹内基準〟が取り入れられており、一応評価を得たことと思います。

脳死という状態が、心停止による死亡と違うのは、客観性に乏しいということなのですね。脈が触れない、呼吸がない、体温が冷たくなっているということであればすぐわかるのです。ところが脳死の場合には心臓が動いている、体温もある、顔色もいい、うっかりするとさわったら脊髄反射で動くこともあります。

それから新聞などで、脳死の女性が出産したということが報道されると、何がなんだかわからなくなる。誰でも客観性のある診断法を求めますが、脳波が平坦になれば脳死だと判断するのは非常に危険です。ことに脳幹の機能を反映するのは脳波じゃないということで、脳幹を含めた全脳死ということになると、その検査だけで決められるようないい検査方法はいまだにないわけです。脳循環検査も非常に有用だということですが、脳全体の循環を的確に測定する方法はないのです。もちろんMRIなどが進歩してきましたから、そのうちにいい方法が出てくるかもしれません。アイソトープを使う方法がありますが、日本では使えるところが限られており、脳循環測定にも制約があります。したがって神経学的診断が基本にならざるを得ないのではないかと考えます。

◆全脳死か脳幹死か

太田 脳死という場合、最初から全脳死を前提にしたのでしょうか。それとも英国のように、脳幹死にするのか議論があったのでしょうか。

竹内　これは最初に脳波がフラットになれば脳死だという短絡した間違いがあったわけですが、脳波は大脳半球の機能を反映します。したがって当時の時実班長は、大脳半球だけではなくて、脳幹の機能も喪失しなければ脳死ではないと言われました。これは世界に先駆けた考え方なのです。

そのうち人間においては、脳幹がやられてしまえば、やがて全脳死になるんだということがイギリスから言われだしました。アカデミックな考え方からいえば、「脳幹死が脳死」という考え方でいいのではないかと思います。ところが、まだ大脳半球の機能が残っていて、脳幹だけが完全にやられているという場合、当然脳波も出ることがあるわけです。ですから気持ちの上でそれを脳死と言うのは社会的にも受け入れられるのは難しい。そこで学問的には脳幹死でいいが、国の法律に盛り込む場合は全脳死の方がわかりやすい。米国もそうですし、多くの国も全脳死の概念を採用しています。

太田　私も全脳死がよいと思います。ただいつも感じることなのですが、先生が指摘されました脊髄反射（spinal reflex）なるものを、どの程度の医師が正確に診断できるか不安が残ります。文献を見ますと、脳死では三例に一例の割でこの反射が見られるようですね。

竹内　脳は死んでいるが、脊髄は生きている状態ですね。むしろ脳死になると spinal reflex が活発になります。一般の人にそこまでわかってもらうための説明は難しいですね。

太田 脳死状態といいますのは、少なくとも心臓以外は動かないということを前提にしているわけですから、脊髄反射ではかなりはっきりした体動が見られることを知っていないと、誤診する危険性があると思います。

竹内 患者の家族の気持ちとしては、万が一にも助かってほしいという希望がもちろんありますから、体温がある、顔色もいい、さわれば動くということになると、医師が脳死ですと言ってもなかなか納得してもらえません。ですからその気持ちは十分汲んであげないといけないと思います。

◆画像診断の役割

太田 脳波は脳の機能を表すものです。脳死判定が問題になった初期のころは、形態学的な診断法が不備であったわけですから、侵襲の少ない脳波検査が重要であったように思います。しかし、最近では頭蓋内疾患の診断にＣＴやＭＲＩなど、侵襲が少なくしかも抜群の診断力を有する画像診断法が導入され、繁用されていますよね。

今回の移植医療において、脳波測定上での問題点が指摘されましたが、脳波検査がまれになった現在では、きちんとした条件下に脳波検査をすることは、逆説的な言い方になりますが、ある意味では難しいかもしれません。これだけ画像診断法が進歩してきますと、脳波による機能的診断に、画像診断をも加味した〝改訂竹内基準〟を作られるのなどいかがなものでしょうか。

竹内 そのとおりですが、脳死の概念は、脳の機能の不可逆的な喪失状態ということで、形態学的なことは含まれていないわけですね。脳がどろどろになっている脳死もあるのです。しかし、しっかりした脳の場合の脳死もあります。もちろんミクロ的に見れば病理学的ないろんな所見がありますが、CTとか、MRIなどの画像診断で、全部が診断できるものではありません。たとえば脳タンポナーデという状態、あるいはびまん性の脳腫脹があって、脳室がほとんどつぶれているというようなときには、非常に診断の役に立ちます。全症例がそうなら画像診断で、誰もが納得できる客観的なデータとして利用する方法はあると思います。しかしそうはいかないということです。したがって形態学的な概念を要求するような判定基準は世界中探してもない。むしろ機能診断として脳循環停止という方向にもっていった基準はあります。ただこれも脳循環停止を確実に証明する方法がなかなかなくて、暗礁に乗り上げているような状態なんです。

太田 脳波検査の必要性は、純粋に医学的というより医療従事者以外の方への説明としての意義は十分わかります。しかし、脳卒中や頭部外傷など私たちが通常治療する重症患者では、当然、脳死に至るまでの診断と治療過程があり、その過程ではCTやMRIなどの画像が利用され、必ずしも脳波にこだわらないというのが最近の臨床の現実ではないかと思います。確かに、一昔前までは、頭部外傷でも何でも、外来を訪れる患者は、全部脳波をとってほしいといってきましたが、最近では、CTを撮ってほしいといってきます。脳波検査での測定条件や技術レベルには、技師の経験がかなり左右しますが、ＭＲＩやＣＴでは、検査法が確立されています。画像診断を脳死判定基準の一項目に入れることが今後必須となるのではないかと思いますが、いかがなものでしょうか。

竹内 世界中の基準で、脳波所見が必須項目に入っているところはそんなに多くないですね。脳波所見がなくてももちろん脳死の診断はできるのです。日本の〝竹内基準〟は、前提条件としてＣＴにおいて脳の器質性病変がはっきり認められている場合に限るということになっています。ですから、たとえ二次性の脳障害であっても脳浮腫が進行して、脳障害がはっきりＣＴで確認できる症例しか対象にならないわけです。そういうことから言えば、ＣＴなど画像診断が果たす役割は非常に大きいと思います。しかし、それがすべてではなく、制約として重症患者はＩＣＵに入っていて、たとえばスパゲッティ症候群のような状態ではあまり面倒な検査はできないとか、ＭＲＩでは磁性の問題があり、アイソトープはＩＣＵでは使えないなど、限界はあります。形態学的に何か便利な方法がありますか。

◆脳波で得られる客観性ある所見

太田 最近のＣＴは、全操作五分程度で撮影でき、しかも病巣の存在部位とその大きさ、周囲浮腫の程度、脳幹部の圧迫程度、さらに反対側半球の皮髄境界が見られなくなっているなど、脳死に典型的な所見が、比較的容易に診断できますよね。もし、脳波検査が何らかの理由でできなかった場合でも、われわれ脳神経外科医としては、その治療経過と画像診断のみでも脳死判定はできるのではないでしょうか。

竹内 近ごろ脳波は昔ほど臨床的にポピュラーではなくなってきていることは間違いありません。ですから必ずしも脳死診断に、脳波を考えなくてもいいかもしれませんが、われわれが最初に基準を作った時に脳波を取り入れたのは、全脳死の概念をそのまま使ったということと、客観性のある所見が得られ、家族への説明にもわかりやすいということもあり、いまだに脳波が残っているのです。

太田 私は脳波検査を除外せよなどと言っているのではありません。たとえば、今回の脳波検討委員会委員長、山梨大学脳神経外科・貫井教授が作成された脳波測定ガイドラインでは、条件設定が非常に詳細に記載されています。しかし、実際、脳波検査をする機会が激減した現在において、厳しい条件をクリアして脳波検査できる施設はむしろ少ないのではないかと危惧します。それならもう一回CTを撮ればよいのではないかと思ったりしますが。

竹内 確かに電気的雑音が多い集中治療室のようなところで脳波をとると、雑音を拾うようなもので、苦労することは間違いありません。そういうこともあって外国では次第に脳波を基準から外してきていると思います。ただ日本ではこれまでに四例の脳死移植があったわけですが、高知で雑音が問題になった以外は、概して質の良い脳波が得られております。

太田　もちろん、そのとおりなんですが、正確な脳波をとらないと脳死が診断できないといわれると困ることが多いのではないかと危惧します。脳死の前段階の治療は、ほとんどが画像検査によって行われてきたのに、最後のところで脳波に絶対性を持たせるといわれますと、いささか現実性に乏しいのではないかと思います。最近の四例の脳死の場合でも、十分な経験のある脳神経外科医なら、脳波所見がなくても正確に診断できるのではないでしょうか。もしそれができない医師が、脳波だけで脳死を診断できるとは思われません。

竹内　臨床経験があれば、そして一人前の脳外科医ならほとんど診断できると思います。ただし、あのように基準が決められて、一項目もゆるがせにできない法律的な締め付けがありますと、現場の対応は非常に難しいのですね。日本には昔から医師の行為には〝匙加減〟という言葉がありま す。医療行為にはこの〝匙加減〟があるわけです。一種の裁量ということになるのかもしれませんが、近ごろは医師の裁量というものがあまり尊重されない世の中になっていますね。医師は順法精神が欠けていると言われたりしますが、われわれは法律は守りますが、現場で臨機応変の対応ができなければ良い医療行為はできません。

◆小児の判定基準作成へ

太田　おっしゃるとおりですね。法律に違反していないかどうか、厚生省におうかがいを立てるというのでは、われわれは医師ではなく、単なる技術者という、変な立場になってしまうのではないかと心配します。

竹内 一部にはメチャクチャな医師がいるからだと言われるのですが、しかし規則、規則で現場での臨機応変の対応ができないのも困ったものですね。

太田 現在、六歳未満の脳死患者の脳死判定基準を作成中とお聞きしていますが、この問題はどこまで進行しているのでしょうか。差し障りのない範囲でお話ししていただけませんか。

竹内 ご承知のように現行の〝竹内基準〟というのは、六歳未満を除外するということになっているのですが、これは元来乳幼児といいますか小児においては、脳の可塑性が、成人に比べて非常に強いということを経験しています。ですから脳死になっても、心臓が止まるまでの時間が長い症例が多いし、重症脳障害からの回復も成人よりも多い。もう一つ困ったことにわれわれが以前に全国調査した時に、六歳未満の症例が非常に少なかったのです。国際的にみても乳幼児の脳死は少ないのですね。そうすると臨床例からの基準作りが難しい。したがって除外例になってしまったのですが、やはり小児の脳死判定基準が必要だという社会的な要求から、われわれの研究班が新しくできまして、一生懸命全国的に症例を集めました。その結果、一四〇例ほど集まって、これから基準作りをしなければいけないのですが、新生児は症例が少なくてなかなか難しい。ですから新生児のある時期までは除外例にせざるを得ないでしょう。未熟児とか、無脳児とかは無理ではないかと考えています。近い将来日本でも小児の脳死判定基準を作れると思っています。

太田 小児の場合、成人と比較してどんな点が特徴的なことでしょうか。

竹内 未熟児とか、新生児を除きますと、成人並みの判定が可能だという学者が外国にはたくさんいるのですが、やはり特徴的なのは脳死の判定をしてから、心停止までの時間が一般に長いということです。脊髄反射なんかは大人よりはるかに出やすい。むしろ社会的な面での問題が残って、親が子供の手足が動くのを見れば、脳死と言われてもなかなか承知しがたいということがありますね。

太田 本日は貴重なお話をおうかがいすることができました。どうもありがとうございました。

34 脳死審議余話

（一九九七年九月）

先般、議員立法による臓器移植法案の修正案が国会で可決されたことは、いまだ記憶に新しいところである。その前後には例によって脳死や移植に関する記事が新聞紙上をにぎわしたが、中には相変わらずおかしな意見や、誤った報道もみられた。しかしいずれにしても両院での投票結果は、予想外に多数の賛成票によって可決された。

党利・党略とはあまり関係のない、個人の人生観に直結した票決のため、戸惑った議員も少なくなかったようである。しかし私の知るかぎりこの問題については、彼等は素人なりによく勉強したように思う。衆議院の審議に先立って私は自民党本部に招かれて、政務調査会の主催で、朝食をとりながら多くの議員たちに脳死に関する解説をした。そしていよいよ採決も近付いた頃になって、厚生委員会に参考人として招致され、一五分間の発言ののちにいろいろと質問を受けた。この時も委員たちは全員出席で、居眠りすることもなく熱心に質疑応答が繰り返された。

舞台が参議院に移ってからは、東京で開かれた公聴会の後で、夕刻から超党派の議員たちがホテルに集まり、勉強会が開かれた。会場は立錐の余地もなく、私を含めて六人の演者の話を熱心に聞いたうえで、いろいろと質問された。参議院での採決の数日前のことである。

私は国会議員たちがこれほど熱心に勉強している姿をこれまでに見聞したことがなかった。しかし脳死・移植に関する限り、よく勉強し、正しく理解し、その結果が投票に表れたものと思う。

「ヒトの死」を法律で定めることに対する意見も少なくない。臓器提供者（ドナー）側に対する配慮も繰り返し指摘されている。しかし医療の現場での裁量や判断には理屈は不要である。要は人類愛にもとづく崇高な精神と行為が、高度な科学技術によって発揮されることである。わが国では内野も外野も少し応援団の声が大きすぎるのではなかろうか。

35 臓器提供の心

（二〇〇〇年一〇月）

「もし自分が脳死状態になったら、心臓や肝臓は喜んで提供したい。しかし、もしワイフがそうなったら、果たして自分は決心できるかどうかわからない」とは、脳死を知り尽くしているある脳外科の名医の言葉です。

わが国でも臓器移植法が施行されて以来、ぽつぽつ脳死下の臓器提供による移植手術が行われるようになりました。そして手術の成績はきわめて良好で、これまでに臓器提供者の約四倍の患者さんたちが救われています。

筆者は厚生大臣の私的諮問機関である「脳死下での臓器提供事例に係わる検証会議」のメンバーとして、これまでの事例の詳細を知り、改めてわれわれ日本人がいまだに失っていない崇高な人類愛の心を再認識している次第です。

先日も東北地方のある町で七〇歳を越えた両親の面倒をみていた女性が脳死状態に陥りました。

もちろん本人はドナーカードで臓器提供の意思を明確に示していましたが、ご両親も「たくさんの人を助けてください」と、積極的に賛成されました。

また脳死状態に陥った都内の若い女性の家族（両親と姉）は、「本人の意思を尊重したい。本人の体は宝石箱のようであり、病気で苦しんでいる人にその宝石を分け与えたい」と話しておられます。そしてこの方の臓器は七名の患者さんに移植され、いずれも経過良好であると報告されています。

わが国の法律は諸外国のそれよりも厳しく、臓器提供には本人はもとより、家族の承諾も必要です。このような条件のもとに、日本でもどうやら脳死移植が軌道にのり、社会的にも定着するような環境ができつつあります。その陰には近ごろすっかり忘れられている日本人の心、つまり大和魂が今なおどこかに残っているように思えます。

36 わが国の脳死移植が抱える難問題

（二〇〇四年一月）

紆余曲折の末、わが国でも漸く脳死移植が行われるようになった。一九九九年以来、年間平均六件程度の法的脳死判定の事例が報告されていたが、二〇〇三年になってからは八カ月あまり、脳死移植は途絶えていた。

われわれの感覚では、事例の発生に波があるのは不思議なことではない。しかし、かつて厚生省の研究班で行ったわが国の脳死症例の疫学的調査では、年間およそ三〇〇〇例程度の脳死症例が発生すると推定されていた。したがって移植を待つ側からは、現状はあまりにも寂しいということになるであろう。

この状況は医学界でも一般社会でも取り上げられ、いくつかの問題点が指摘されている。その第一は、現行の臓器移植法では、法的脳死判定にも臓器提供にも、提供者本人の書面による承諾が必須とされている点である。近親者の承諾でも脳死移植が可能な他国に比べて厳しすぎるとの声もあるが、自己決定権を重視する立場からは逆に評価されている。今後、小児への適用とも関連して、十分に論議を尽くすべき問題である。

次は臓器提供施設が限定され、少なからぬ貴重な機会が失われている点である。現在、全国で四五七施設が認定されているが、それ以外の施設からの提供は不可能である。これまでの事例でも法的脳死判定に当たって多少の混乱がみられたことでもあり、果たして施設の枠を緩和できるかどうかは、やはり慎重に検討しなければならないであろう。

第三の問題は、法的脳死の判定には、定められた判定基準のすべての項目を完全に満たすことが求められている点である。現在はいかなる補完手段も代替検査も定められていない。もし脳幹反射の一つが片側でも検査不能ならば判定はできないことになる。定められた検査値から少しでも逸脱することも許されない。判定医の裁量を認めたり、基準項目の補完・省略などを考えるならば、改めて慎重な作業が必要となる。

人類のための移植医療であるが、わが国の脳死移植は相変わらず難問題を抱えている。

37 偶感

（二〇〇五年一月）

脳死判定の先進国スウェーデンでさえも、脳死下の臓器提供よりも心停止後の病理解剖のほうが、一般には受け入れられているといわれる。人類が長い間、死の判定のよりどころにしてきた心拍動、あるいは脈拍が残っている脳死状態で主要臓器を取り出してしまうことは、医学のみでなく人類の歴史上で確かに画期的なことである。

紆余曲折の末にわが国でも脳死移植ができるようになって、年間五〜六例の事例が経験されている。筆者はこれまでの事例の検証にあたって、いずれも脳死者とその家族の崇高な精神に感銘を受けている。最近の世相をみていると、まさに「道義、地に堕ちた」と思われることが多いが、検証のたびに筆者は何か救われたような気持ちである。

かつて、「おれは脳死の患者を何人も助けた」と豪語する医師がいたと聞いているが、果たして現在の医療関係者たちはどうであろうか。筆者はこれまでの経験から、重症脳障害の発症から引き続いて治療の全経過を見守っている患者の家族こそ、脳死状態の正しい理解者になり、そして善意の行為の賛同者になれるものと思っている。したがって担当医師たちの努めはきわめて重要である。

脳死判定の前提条件の一つに「現在行いうる全ての適切な治療をもってしても回復の可能性が全くないと判断される症例」と定められている。当然のことながら、この条件は各国の公的な判定基準にも明記されている。

平成一六年二月に自民党の調査会が現行の臓器移植法の改正案をまとめたが、それによってわが国の脳死移植が目立って増えるとは思われない。先頃、在米の日本人神経内科医師が新聞に「臓器移植、緩和より脳死概念の浸透を」と題する意見を寄せているが、やはり脳死に対する理解を深め、判定に対する社会の不信感を払拭することが最も重要ではなかろうか。

V　近代医学の両価性（ambivalence）と〝人間愛〟

——我々に課された務め

38 死戦期人工呼吸と臨床医学における両価性

（一九八七年八月）

〔問〕 死直前の処置に関して。最近慢性疾患を有する高齢者の死去に際し、昏睡状態であるにもかかわらず、挿管したり昇圧剤を点滴したりして、死亡時間を延長せしめているのを多々見聞するが、回復不可能なこれら患者に対しては、家族の了解があれば何も処置せずに安らかに死を迎えさせてはといつも思っている。テレビで、このような状態では大脳は既に融解が起こっていると病理学者が話していたことを記憶しているが、杏林大竹内一夫教授のご意見を。 （東京 T生）

〔答〕 ご質問のような事例は最近、近代医学のもたらした両価性（ambivalence）として、各方面から指摘されている。このような場合の担当医のとるべき態度には一定の公式はないと考える。結局は症例毎にきめ細かい担当医の判断によるしかないのではなかろうか。

いずれにしても我々は常に患者および家族の希望を十分理解し、尊重し、しかも医学的に正しい判断をすることが要求されている。したがって、前述のように一概に方針を決めることは難しいのではなかろうか。

死戦期に人工呼吸を続けた場合に認められる脳の変化、すなわちいわゆる脳の自己融解の所見は、レスピレーター・ブレインとしてかなり前から指摘されているところである。しかしこのような所見も、必ずしもすべての症例に均一にみられるものではなく、未だ解決されていない点もある。また、脳死例以外は臨床的に回復不可能であることを特に客観的に証明することが、今なお困難な場合もある。

そしていわゆる安楽死（尊厳死）の問題や脳死状態を個体死とみなすかどうかなどに関しては、現在色々と社会的にも取り上げられ、議論されていることはご承知の通りである。

そもそもできるだけ患者を「死」から遠ざけんとする臨床医学の本来の目的が、今や必ずしも普遍的であるとはいえないことも事実である。この場合、医学の進歩によってまず「生」とか「死」とかの簡単な表現では、一概に示すことが無理になったようである。そして医学のみならず各方面からの建設的な意見をふまえて十分検討してゆかねばならない問題である。いずれにしても、我々人類に与えられた大きな課題といっても過言ではないだろう。

最後に世界医師会総会（一九六八）の「シドニー宣言」の一部を紹介する。

「臨床における関心の対象は、個々の細胞の生命を維持することではなく、むしろひとりの人間の運命をめぐる問題である」。

39 心臓移植に憶う

（一九六八年二月）

――臓器移植がすすめば、自動車のように人間の〝部品交換〟が可能になる。いわゆる〝部品外科学〟の将来をどう考えるか。

――全く明るいと思う。洋々たる未来が開かれている。

――それは脳も含めてか。もしも脳の移植が行われれば、患者は別人の記憶・知識・思考方法をすべて引継ぐことになって、人間性にかかわると思うが。

――脳だけは全く別問題だ。私はそこに明確な線を引きたい。考えるだけで恐ろしい。少なくとも私は絶対にそういう試みにはかかわり合いにはなりたくない。もっとも、きみとぼくの生きている世代には、技術的に絶対に可能とはならないだろう。これは保証する。

以上は先頃世界で初めて心臓移植を行った医師団の一人クリスチャン・バーナード博士と朝日新聞記者との会見記の一部である。

メンデルの遺伝の法則には賛成しなかったローマ法王庁さえ、すぐさま心臓の移植は神のみ心に反したことではないと発表したそうである。今日ではわれわれのもっている心の坐は脳に在り、心臓は血液を循環させるポンプにすぎないことが明らかになっているので、このような見解が示されたのも当然のことといえよう。しかしかなり永い間人の心は胸のハートに在ると信じられていた。そしてこのハートは人間の生命と共に活動を続け、今なおわれわれ医師はこのハートの鼓動の停止をもって死の宣告をしている。したがって他人の心臓をもらい受けて、新しい生命を続けることは、昔流にいえばまさしく第二の人生に入ったことになるであろう。今迄その人が山田太郎であれば、それからは山田太郎二世とよばれるべきで、組織培養でいえば丁度継代培養に当るものといえよう。しかしわれわれがこの継代培養をやっているうちに細胞の性質が初代のものとすっかり変ってくることが観察されている。あたかもペシャンコになった自動車も部品をとりかえたり、塗りかえたりしているうちに新車同様になってしまうのにもよく似ている。こうなるとたかがポンプであってもいやしくも心臓をとりかえたような人はやはり別の人間であるとする考え方も成り立つわけで、最初の発表以来多くの学者達から倫理的・哲学的な面で少なからざる批判が出されている。もちろん提供者から心臓をとり出す時期が最も問題であるが。

ともあれ筆者と同年輩のクリスチャン・バーナード教授を中心とする南アフリカの外科医グループが成し遂げた偉業に対しては心から敬意を表するもので、専門分野こそ異なるが筆者らも彼らに負けぬような立派な仕事をしたいものと、新年早々新たなる精進を誓ったものである。しかしどんなに人類の知恵が進歩しても、筆者らの扱っている脳こそは技術的にも倫理的にも最後まで移植に抵抗する唯一の臓器であろう。今もって精神病者の脳にメスを加えるロボトミーでさえ色々議論されている。そもそもわれわれ人間の人間たるゆえんはこの脳にあるので、安楽死とか人工授精の問題が片付いてしまっても、脳の移植だけはきっと未解決のまま残されることであろう。種々の臓器が代用品で十分間に合うようになって、すばらしく精巧な人工頭脳が完成しても、また動物の脳が簡単に移植できるようになっても、到底人間には使えないであろう。そうかといって人間の脳の移植ができるようになり、傑出人から脳をもらって自分の脳と交換してしまえば、そのまま偉くなってしまうような時代が来るであろうか。これはあたかもダイナマイトや原子爆弾の発明と同じで、うっかりすると人類の破滅さえ招くことになるおそれがある。

今日もまた重症脳障害児に接し、悪性腫瘍にむしばまれた脳を手術しながら考えることは、移植の難しい、そして移植の許されない脳を相手にしている筆者らの進むべき道はいずれかということである。

40 第三世代の脳死基準

（一九八六年八月）

先日、ケルンで脳死がメイン・テーマの一つに選ばれている国際会議が開かれた。筆者は表題のシンポジウムに参加して、わが国の基準を紹介した。そもそも脳死状態は心停止のように客観性に乏しく、会議では脳幹誘発電位や超音波血流測定などの新しい検査法による判定例が討議されたが、いずれも未だ基準にとり入れるまでには至らない。したがって、第三世代の基準と云っても、決して従来の基準からかけはなれたものではない。

帰国後間もなく、新聞紙上で脳死に関する二件の投書を読んだ。一つは臓器移植を考えるため脳死が悪用されないかと懸念したものである。この問題は脳死の判定に限らず最近は医療（医師）に対する不信感のあらわれで、たまたま脳死問題をきっかけに噴出したものであろう。とまれ生・死の関頭に立てば、起死回生の、あるいは不老長寿の奇跡をねがう気持ちは決してぬぐえるようなものではない。

次の投書には、もちろん脳死状態には陥っていないが、幸いに重体から回復しえた人の例が示されている。医学の進歩により、たしかに奇跡的に回復する場合も増えている。しかし一方では、脳死や植物状態も経験されるようになった。これらの予後判定はなかなか難しい。われわれの努力が十分報いられることもあれば、徒労に終ることもある。ただ如何なる場合でも努力する価値を見出してほしいものである。

このように人生のもっとも重要な問題に、医学の進歩のなげかけた疑問を解くためには、やはり人間の叡智にまつしかないのではなかろうか。いずれにしても、現今の医学のかかえた切実な悩みは、わが国のみでなくシンポジウムに参加した各国からも述べられた。第三世代の脳死基準を通して改めて近代医学の両価性を考え、医学に対する信頼の回復が、脳死のみならずすべての点で必要なことを痛感した。

41 脳死判定の疑義解釈

（二〇〇〇年七月）

医療の現場では頻繁に応用問題に出会うものである。まさしく「匙加減」が不可欠の世界である。ハーバード基準以来いろいろな公的の脳死判定基準が発表されているが、どれを使っても、最後の判断は複数の担当医の裁量にまかせることになる。この場合に準拠する基準をすべての項目で満たすことが求められるが、事例によっては必ずしもそうはいかない場合がある。

しかし、臓器移植を前提とした法的脳死判定の際には、厳密な判定の実施と、臓器提供者の善意を生かしたいとする目的との板挟みにあって、深刻な問題が起こってくる。

脳死の判定基準は前提条件、除外例、生命徴候、神経症状、補助検査、観察時間（判定間隔）などから成り立っている。この中で、とかく客観性に乏しい臨床神経学的検査が中心になるので、判定が難しいような場合には、何らかの補助検査を加えるよう定めている基準も少なくない。そのため、補助検査を確認検査と呼ぶ場合もある。

脳死の概念が導入された頃は、脳波の消失が重視されていた。その後、脳幹死の概念が導入されたり、画像診断法の急速な進歩などによって、脳波は必ずしも必須項目とはならず、多くの基準で確認の目的に利用される程度になった。むしろ、脳幹の脳波といわれる脳幹誘発電位の目覚ましい普及状況には無視し得ないものがあるが、未だに必須項目として採用している基準は意外に少ない。

最近、わが国で経験された法的脳死判定における疑義に対して、医学的にできるだけ前向きの姿勢で対応すべく、それぞれの専門家の協力を得て慎重に検討した厚生省研究班の結果は、近い将来公表される予定である。しかし、既存の基準に対して、誤りのない、簡便で、普及度の高い代替検査法はそう簡単には見つかるものではない。最後にはどうしても判定医の裁量によるしかない部分が残ってしまうのは、やはり臨床医学の宿命ではなかろうか。

42　医療、生命倫理、そして法

（二〇〇三年九月）

長い間臨床に携わっていれば、誰でも医療の両価性（ambivalence）に気づくであろう。難しい判断を迫られた時に、哲学、倫理学、法学など医学以外の他の分野の力を借りることはあまり期待できない。近ごろは患者の自己決定権が尊重されるようになったが、果たして患者が最良の選択ができるであろうか疑問である。最近はやりの informed consent にしても、担当医の説明を素人の患者側ではどれほど理解できているか甚だ疑わしい。筆者はしばしば second opinion を求められることがあるが、たいていの場合、担当医からの説明を、筆者に正しく伝えられないほど患者側には難解な事柄である。そのため結局最後は担当医師の経験と裁量に委ねざるを得ないことになる。

H. Cushing は外科における判断というものは、多かれ少なかれ価値ある、そして難解な、霊感的な性質のものであると述べている（一九三一年）。そして最良のしかも最も堅実な外科医でも、時には説明のできない理由で間違うことがあると言っている。わが国でも昔は医師の判断に基づいて診療することが社会通念として許され、臨床の現場には一種の paternalism が存続していた。しかし今日では、医療行為の結果の如何を問わず、医学界からもまた一般社会からも、何かと文句をつけられることが珍しくなくなった。新聞紙上では「医者は順法精神に欠ける」と叱られることもある。そもそも法的正当性は倫理的正当性を前提条件とするべきであるが、必ずしも両者が一致するとは限らない。

ドイツやスウェーデンなど文化のレベルの高い国では、医学や医療に対する信頼度はわが国よりもはるかに高いように思われる。また英国医師会（Britisch Medical Association-BMA）やドイツ連邦医師会（Bundesaerztekammer）などは、近ごろの日本医師会よりもかなり強力な存在のように思われる。英国では医師免許さえも厚生省ではなくて、General Medical Council（GMC）が担当している。また先進国の権威ある医師会は、脳死の判定基準の設定にも揃って中心的な役割を果たしていることをみれば、お役所よりも強い医師会の実力を容易に理解できよう。

熟練した専門医であれば間違いなく脳死状態と判断できるのに、片側の鼓膜穿孔のために注水試験による前庭反射の検査が半分しかできなかったため、法的脳死判定が中止になって、臓器提供も流れてしまった事例が知られている。脳死移植反対論者や一般社会の人たちは、もちろん歓迎したであろうニュースに違いない。しかし臓器移植の機会を待っている病人たち、重篤な脳障害との戦いに敗れて、心ならずも脳死判定に当たった医療関係者、そして臓器提供の意思を示していた脳死患者やその家族たちは、どれほど失望したであろうか？　わが国では法的脳死判定のために準拠しなければならない既存の判定基準の適用はきわめて窮屈で、少しの余裕もない。血中のガス濃度や脳波の測定時間など数値の示されている場合には、厳密にその範囲内であることが自動的に要求される。日ごろ臨床的感覚で正常値の枠に幅を持たせて判断している医師たちには、どうしても理解しがたい規制である。もちろん左右両側にある脳幹反射などは、もし一側が不可能ならば、今のところそれだけで脳死判定は見送らざるを得ないことになる。

わが国で脳死移植がそろそろ軌道にのりはじめた二〇〇〇年ごろの新聞紙上には、「頻発する判定ミス」「なぜ？　また初歩的ミス」とか「トラブル再び」などと大きな見出しをつけて、厳正な手順に対する関係者たちの〝甘い認識〟を強く非難した記事が目に付く。初期には法的脳死判定に不慣れな施設では、確かに第三者からみれば見逃すことができないようなルール違反？　が頻発した。このような事例に対して、臨床医の感覚で「医師の裁量の範囲を超えるものではない」と報告した筆者らの医学的検証グループに対しては、「法の細部、軽視する医師」とタイトルをつけた記事をはじめ、メディアからの批判や指摘が繰り返し報道された。

札幌の和田移植（一九六八年）の前歴を持つわが国の脳死下の臓器提供では、一点の曇りのない脳死判定が要求されている。そしてその経過は事後に慎重に検証され、きちんと公表されることが定められている。このような煩雑な作業は、わが国の脳死移植が一般社会の信頼を獲得するためにはどうしても省略できない。しかし一方では年間わずか六件程度の脳死移植しか行われていない現状を嘆く人たちも少なくない。

紆余曲折の末に一九九七年にようやく制定された日本の臓器移植法は、一部の人たちからは「移植禁止法」とまでいわれ、あまり評判が良くない。欧米諸国では判定基準を完全には満たすことができない症例では、いくつかの補完手段や代替検査が定められているし、最終的には複数の担当医師の裁量が認められているのが一般的である。そのため(旧)厚生省は「脳死判定上の疑義解釈に関する研究班(班長・筆者)」を立ち上げて、前向きに検討したが、結局現行の基準項目すべてをクリアすべきことが改めて再確認された。たとえ最新の電気生理学的検査や脳循環検査などで代替することが考えられても、選ばれた検査法の基準化が絶対に必要となる。また後者の中にはわが国では管理区域以外で使用禁止になっている同位元素を使うので、病室や治療室では実施が難しい検査もある。

脳死判定に用いる基準は、厳しくすればするほど現場の困惑を招くことになる。たとえば諸外国の基準にはほとんど必須項目としては採用されていない脳波検査を、われわれはあえて採用しているために、しばしば判定時に混乱がみられたことは、記憶に新しいところである。脳死状態の患者が収容される集中治療室などは、人工呼吸器をはじめいろいろな重装備の機器が稼働しているため、脳波の記録にはきわめて悪条件であるので、常に雑音の混入に対処しなければならない。

話は変わるが、心停止後、つまり母親の法律上の死亡時間以後に帝王切開で生まれた子供が少なからず報告されていることに注目したい。一八七九年の最初の報告以来、一九八五年までに一八八例の出産成功例が知られている。そして一九〇〇年から一九八五年までの六一例では、五〇例は心停止後一〇分以内に出産しているが、二一分以上経過してから生まれた三例も含まれている。また脳死状態の母親から生まれた子供もこれまでに一〇例以上も知られている。中には一〇〇日以上脳死の状態が続いても、出生後の生育は可能であった二症例も含まれている。胎児は低酸素状態に対する抵抗力がより強いであろうと思われるので、このようなことは十分考えられることである。

脳死イコール「ヒトの死」と早くから法律で定めているスウェーデンでも、除外例の最初に妊婦を挙げている。しかも誰もが「ヒトの死」と認める母親の心停止以後に生まれた子供に対して、法律は如何なる対応をするのであろうか。わが国の脳死臨調における議論の中で、少数派の法律家や哲学者などが、「死者が子供を産むであろうか」と脳死状態は「ヒトの死」ではないと強く主張したことが知られている。しかし近代医学では脳死状態はもちろん、心停止後つまり法律的にも文句のない死亡以後に出産することを可能にしている。

このように考えてゆくと、医学はもちろんヒトのためにあるが、一部の法律は果たしてヒトのために真に役に立っているかどうかはなはだ疑わしい。われわれ医学界も一般社会も法にしばられて、その運用の知恵を欠き、馬鹿正直になって、時には知らないうちにヒトのためにならないことをしているのではなかろうか。

43 順法精神

（二〇〇一年一月）

筆者は今でもマイカーの恩恵に浴しているが、どの道路も駐車場と大差がなくなってしまった都内の交通事情は、まさに無警察状態である。違法駐車、信号無視や無灯火の自転車、勝手な道路横断、割り込み運転などなど、世紀末になって日本人の道義はまさに地に堕ちた感じである。いったん事故が起これば、普段は街角であまり見かけない交通巡査が出てきて、路を塞ぎながら長々と尋問やら検証やらをすることになる。こんなことに労力を使うよりは事故の防止に努力したほうがよほど賢明ではなかろうか。病院で交通事故の犠牲者に接するたびに交通行政の非力さを痛感している。交通法規は順法精神に富んだ善良な市民にしか役に立たず、多くの場合、正直者が馬鹿をみることになる。

順法精神と言えば、一昨年わが国で脳死移植が始まった頃、某紙に、脳死判定での相次ぐミスに対して、「法の細部　軽視する医師」のタイトルで署名記事が掲載された。これは、心拍下に臓器の摘出を前提とする法的脳死判定では、多くの医師達が持っている臨床的感覚は通用せず、社会はきわめて窮屈な法にしばられた対応を求めていることを示している。

最近公表された厚生省の「脳死判定上の疑義解釈に関する研究班」の報告書でも、被験者の身体的な条件により判定基準の必須項目を完全には満たすことが困難な場合には、現時点では法的脳死判定はできないとの結果が得られた。もちろん、今後の進歩により適当な代替法が定められる可能性はあるが、当分の間は法律の枠は変わることがないであろう。

したがって、少なくとも脳死判定に関する限り、わが国では医師の裁量が法律にはまったく馴染まないことを痛感している今日この頃である。

44 脳死報道の不思議

（一九八八年八月）

厚生省研究班の報告として脳死の判定基準を発表してから、すでに三年半が経過した。これまで各方面から色々とご意見をいただいているが、何と言っても、マスコミ関係者の不勉強には閉口している。もちろん取材源になる専門家の側にも責任がないわけではないが、二〇頁の報告書をよく読んでもらえれば簡単に理解できることが、センセイショナルな記事になる場合がある。

たとえば、「厚生省基準に対する疑問続出」という見出しは、とりようによってはまるでわれわれの脳死判定が極めて信頼のおけないような印象を与えることになる。そうなると世界の医療先進国の医師がそろって殺人罪を犯していることにもなりかねない。

「全脳髄の機能喪失は決して全脳髄のすべての細胞が同時に死んだことを意味しない」、「脳および脊髄の障害状況により、瞳孔径は微妙に影響される。すでに散瞳は脳死の判定に必須の条件でないとも指摘されている」「このような屈筋退避反射は、脳死症例に対する疼痛刺激などにより、あたかも痛覚の存在を示すような反応として誤認されるおそれがある」など、報告書の本文中に文献まで引用して記載してある。これらをとび越して、ただ判定基準の項目を増やしてゆけば確実性が高くなると考えるのであれば、何も苦労して基準を作る意味はない。

最近も、某国立大学で無呼吸テストに血中炭酸ガス分析を加えることにより、一層厳格な基準を作成したと報ぜられた。この件なども、「調査では脳死判定時の血液ガス分析実施率は三〇パーセント以下となっているが、（中略）必ず施行すべきである」と記載されているので、報道担当者が如何に怠慢・不勉強であるかがよくわかる。

正しい報道をする責任のある人達が、もし人類の健康・福祉をねがう医学の進歩にブレーキをかけているとすれば、その罪は大きい。もちろん、脳死を正しく理解した上で、それを人の死と考えるかどうかは、また別の問題である。最近のＪＡＭＡ（米国医師会雑誌）によれば、米国の医師の四パーセントがなお否定的な意見を持っているという。いずれにしても脳死論議に加わる場合には、まず脳死に関してよく勉強し、せめて及第点のとれる記事を書いてほしいものである。

45 帰路のない道

（二〇〇一年七月）

最近、慶大法学部の加藤久雄教授のご厚意により、ドイツの臓器提供組織（Organspende）が発行した"Kein Weg zurück…Informationen zum Hirntod"と題する小冊子を読むことができた。著者は医学ジャーナリストのアンネ・マリー・フェルドカンプ女史で、三名の脳神経外科あるいは神経内科の専門医が監修・助言している。まず内容を簡単に紹介してみよう。

交通事故により重症脳損傷を受けた二二歳の症例が、脳死状態に陥った経過をリアルに、しかもわかりやすく説明している。そして、頭蓋内圧、脳循環など病態生理の角度から、脳死状態の脳の機能の回復不可能が素人でも理解できるようにわかりやすく解説されている。

次いで「心臓か、脳か？」の章では、脳機能の重要性が解剖学的にも生理学的にも記載され、昏睡や意識障害についても言及されている。そして、ドイツの判定基準に則った脳死の判定法が詳しく紹介されている。生命徴候や神経症状はもちろん、脳波、脳幹誘発電位、アイソトープ、超音波、血管撮影などによる脳循環測定など、補助検査もイラスト付きで紹介されている。

さらに、脳死状態で見られる一見、生・死の判断に迷うような現象についても、わかりやすく説明されている。続いて、わが国と同じ頃に施行されたドイツ国の臓器移植法が解説されている。また、巻末には質疑応答集まで付いていて、一般社会に対する啓蒙にも配慮がなされている。

筆者は、平成元年夏の本欄に「脳死報道の不思議」と題する小文を寄せたことがあるが、このような優れた刊行物を見るにつけても、わが国のメディアとドイツのそれとの間の大きな隔たりを痛感せずにはいられない。

46 某月某日

（一九九九年七月）

某月某日、珍しくゆっくりS紙の朝刊を読んでいたところ、たまたま脳死関係の記事が四件も目についた。

最初は国際面の特派員による「パリの屋根の下で」で、「日常感覚の差」と題した報告である。カンヌの国際映画祭に出されたスペインの作品『母のすべて』について触れている。臓器移植のコーディネーターを務める母親が、交通事故死してドナーとなった息子の臓器の移植相手をこっそり見に行くシーンが感動的なようである。この母親は職業柄カードを盗み見て、移植相手を特定したわけで、もちろんこれは犯罪行為になる。筆者はさらに、「匿名という基本を無視した一部日本の臓器移植報道の無軌道ぶりは、吐き気を催すだけの醜悪なシーンでしかない」と付け加えている。

次は川柳の応募作品で、「次世紀へ臓器移植の火が点る」が入選している。

そしてオピニオン欄の談話室には、「臓器提供で大騒ぎに辟易」と題して、東京の山崎氏の意見が紹介されている。氏は、人様の役に立つならと意思表示カードに署名されたが、死そのものは静かに放っておいてもらいたいといわれる。マスコミに騒がれることは迷惑この上もない。ましてや「市民運動」とか「オンブズマン」などと名乗る人が求める「情報開示」は、まさに死者を冒瀆するものであると叫んでおられる。

最後は、社会面の日本脳神経外科学会が脳死判定に技術的な支援・協力をするという報道である。

わが国で漸く軌道に乗りはじめた脳死移植に関する社会の反響は大きいが、大勢は前向きである。それにつけても、少数の心ない人々や理解の足りない「識者」達が、相変わらず逆噴射をしていることも事実である。オピニオン欄に寄稿された山崎氏のように、意思表示カードに但し書きがつけられるものなら、「こういう人達以外に」臓器を提供する、と書きたい気持ちになるのは当然であろう。

47 帰らざる橋

（一九九二年一月）

先ごろ学会でソウルに滞在した折に、休日を利用して板門店ツアーに参加した。その理由は、近い将来南北統一が実現すれば、ベルリンの壁のように、見ておいてよかったということになるからである。また表題の「帰らざる橋」(bridge of no return) と脳死判定における point of no return と微かな関連が感じられたこともある。

板門店はソウルの北方約六〇キロの小さな農村で、韓国ではパン・ムン・ヨムと呼ばれる。一九五三年の休戦協定以後今日まで、いわゆる三八度線の休戦ラインを中心に、南北にそれぞれ二キロにわたる非武装地帯（DMZ）が設けられている。結局この地域は、六四〇〇万坪になり、約四〇年間人跡が絶え、各種の動植物が原始状態で繁殖しているという。

バスは「自由の橋」を渡って共同警備区域（JSA）に入り、国連軍側の最前進基地キャンプ・ボニファスに到着した。ここから国連軍のジープに護衛されていよいよ軍事分界線（DML）に近付くことになる。たびたびテレビにも登場する軍事停戦委員会本会議場にも入り、南北両代表が会談するテーブルを一回りした。その後、北側を望見できる丘に立ち、初めて「帰らざる橋」をはっきり見ることができた。

この橋は休戦協定調印時に両軍の捕虜が交換された場所であり、捕虜自身の意志によりどちらかへ渡ることが許されたが、決して戻ることはできなかった。それがこの橋の名の由来である。バスは橋の南詰まで近付くことができたが橋そのものは車がすれ違えるほどの幅をもった旧式な橋である。もし南北の交流が自由になった場合にはとてもこの橋だけでは間に合うまい。最近の新聞によれば、韓国の首相がこの橋を車で渡って京域を訪れ南北会談をもったというが、今や「帰らざる橋」は実情を示さなくなりつつある。

一方、脳死における point of no return は、今後の進歩によって時間的には先に延ばすことはできても、けっして取り払うことはできないであろう。われわれに課せられた務めは、今のところいかに確実にしかも客観的にこの時点を把握できるかであろう。あたかも「帰らざる橋」をこの目で見てきたように。

Ⅵ 忘れ得ぬ人たち・脳死研究の背景になった昔話

——温故知新

48 忘れ得ぬ先達

（一九九三年一〇月）

脳神経外科を専攻するわれわれにとっては避けて通れない脳死・脳蘇生の領域にも、多くの優れた先達がいる。いずれも他の領域でも立派な仕事を残している知名の大家である。この機会に筆者がさいわい謦咳に接することができたこれらの忘れ得ぬ人々について、いくつかの思い出を拾ってみよう。

◆Dr. Maurice Goulon

一九五九年にP. Mollaretと共著で発表した“Le coma dépassé”と題する論文は、ながく脳死研究の歴史に残るものである。すなわちC. Barnardの最初の心臓移植よりも八年も前に、脳死患者の二三例の生命徴候、神経症状および脳波所見を詳しく分析した。そして脳死状態の昏睡と、他の昏睡とを区別すべきことを指摘し、前者を論文の題名のように「超昏睡」と呼んでいる。

Goulon先生は一九八九年京都で開かれた第五回世界集中治療医学会議に参加され、筆者がPittsburgh の A. Grenvik 教授とともに座長を務めた脳死判定に関するワークショップに出演された。この時に、脳死患者に対しては、臓器摘出の有無にかかわらず、厳重な倫理的ルールを守らねばならないことを強調されたのが、今でも印象に残っている。

◆Dr. David H. Ingvar

脳循環に興味のある人なら誰でも知っている Ingvar 先生に再会したのは、一九八九年六月のことである。千葉大学生理学の本間教授の呼び掛けで、先生の講演会が東京で開かれた。その折に筆者はもっぱら北欧流の概念である〝全脳梗塞〟の証明方法について質問した。そして先生からは北欧でもすでに血管撮影は利用していないと聞いて安心したが、帰国後すぐに S. Ashwal らのXeCTを利用した業績を高く評価する手紙が先生から届いた。

Ingvar 先生はスウェーデンの医学会長として、同国の脳死の判定基準の確立に貢献されたが、やはりわが国と同様に一般社会に対する啓蒙が、残された課題であることを指摘しておられた。

◆Dr. Vladimir Negovsky

まもなく八四歳の誕生日を迎える先生に、初めてお目にかかったのは今年（一九九三年）の三月である。この時はフィレンツェ大学の G. P. Novelli 教授の肝煎りで、世界の脳死・脳蘇生の専門家たちがシチリアの古城に集まった。先生は〝神経科学としての蘇生学〟と題する特別講演の中で、脳死の判定基準はすでに確立し、脳死判定後は如何なる蘇生手段も無意味である、と強調された。

今や隆盛をきわめている蘇生学の祖と仰がれている先生の、長年の風雪に耐えぬいてきた風貌に接し、感激の極みであった。第二次大戦中にソ連軍の最前線で、瀕死の重傷者や時には戦死者（?）を救った経験が今日の基礎になったが、一九六〇年に脳死状態を“la mort biologique”と呼んだことが知られている。

◆Dr. Christopher Pallis

Pallis先生は“ABC of Brain Stem Death”の著者として世界的に有名な神経内科医である。脳幹死の講演のために来日されたこともある。現役を退かれた今日でもロンドンのRoyal Postgraduate Medical Schoolでいまだに講義や回診をされているが、やはりシチリアで再会した。八年前に来日された時は、脳幹死の概念を頑固に主張されたが、年とって丸くなったせいか、今回は日本が引き続き全脳死の概念を採用していても、あまりいじめられないで済んだ。

Pallis先生は講演の中で、脳幹死の概念は幸いに哲学者からも、また神経生理学者からも支持されたが、植物状態までも脳死と同様に扱う最近の傾向を強く警戒すべきであると話された。

◆Dr. A. Earl Walker

現存する脳神経外科医の最長老である先生に、筆者はこれまで何かにつけてずいぶんお世話になってきた。脳死についても例外ではなく、故植木教授によって脳波学会の判定基準が発表された時は、さっそくこの基準を自験例に使ってみて、とても厳しすぎるとのご意見であった。その後先生のところへ留学された真柳・吉岡・石島博士らを経由して、いろいろ指導を仰いだが、当時入手したJohns Hopkins病院の脳死判定用のデータ・シートはたいへん参考になった。

一九八五年トロントで開かれた第八回国際脳神経外科学会では、ランチョン・ディスカッションの主題に「脳死」が取り上げられ、筆者を含めて各国から六名が出演した。この討議にはもちろんWalker先生も来ておられ、HarvardのW. Sweet先生とともにしきりに発言された。筆者の講演にもいろいろ質問が出て、応答に汗をかいたことを覚えている。またこの時すでにSweet先生は脳幹死の概念を強く支持され、演者としては呼ばれていなかった英国グループの代理役を務める結果になった。

翌年五月にはケルンでお目にかかった。恩師の故W. Toennis教授とともに脳死の研究に熱心であったR. A. Frowein教授がたまたま国際神経外傷会議を主宰し、PolytraumaとBrain Deathが主題になったからである。この時はWalker、Frowein両先生と筆者がそれぞれ第三世代の判定基準と題して講演した。先生は自ら手掛けたアメリカ合衆国大統領委員会の基準について話されたが、神経生理学にも造詣が深い先生の、脳幹機能に関する諸実験や高次脳機能の哲学的考察は、さすがに格調の高い内容であった。

その後、Walker先生とはバンコックでまたまた共演することになった。タイのC. Suwanwela

教授が欧亜脳神経外科アカデミーを主宰し、主題は〝意識〟であったが、脳死に関する円卓討議が行われた。この討議は先生とベルギーの J. Brihaye 教授が司会し、やはり各国の脳死判定の実情が紹介された。この討議には Sweet 先生も参加されたが、今回は脳幹死の概念がアカデミーとしてつよく支持されることになった。討議の内容は『Acta Neurochirurgica (Wien)』に詳しく掲載されたが、筆者の原稿も含めて Walker 先生が十分に添削の労をとられたものである。

脳死の研究をめぐって忘れ得ない人々は他にもたくさんいる。しかしここでは限られたスペースのため、知名度の高い五名の先生に登場していただいたが、その功績は移植医学の歴史にも永く残るものと信じている。

〈プロフィール〉

49 Donald R. Bennett

（一九九七年一月）

ネブラスカ大学の名誉教授（神経学）であったDonald R. Bennettは、一九九六年一月二九日に休暇先のニューオリンズで心筋梗塞により急逝した。享年六七歳。彼は一九二九年にワシントンDCで生まれ、ジョージタウン大学を卒業して医師になった。その後ウイスコンシン大学でFrank Forsterの指導をうけ、神経学、特にてんかんおよび脳波を専攻するようになった。一九六一年から六五年まではテキサスの米空軍宇宙航空医学校に勤務し、飛行士のもつ種々の神経学的な問題について研究した。

その後九年間にわたりユタ大学で神経学の教職につき、脳波研究室を主宰した。そして一九七四年以降はネブラスカ大学医学部に移り、神経学教室の主任教授を約一二年間にわたって務めている。この間にスポーツと片頭痛・頭部外傷・てんかんなどの神経疾患について多くの業績を挙げている。また一九八一年の京都における第一〇回国際脳波・臨床神経生理学会議では、“The EEG and Brain Death” と題する教育講演を行っている。

ちなみにBennett は一九七六年に他の四人の共著者らとともに “Atlas of Electroencephalography in Coma and Cerebral Death” を出版している。この本は神経科臨床および集中治療室における脳波アトラスで、巻頭にはまさしく脳波活動の停止する時点の記録が示されている。

このように彼は脳死判定における脳波の価値を正しく評価し、上述の教育講演でも、脳障害の原因が明らかならば、脳死は慎重な神経学的検査と脳波検査のみで十分判定可能であると述べている。そして彼は脳波記録に影響する雑音に対しても繰り返し言及し、脳死判定のための脳波記録法の基準をも設定した。また同時に脳波の持つ欠点にも触れ、脳波をはじめ各種の電気生理学的検査法や脳循環測定法などのいわゆる補助検査法は、いずれも単独で脳死判定が可能なほど有力な手段ではないことを強調している。

Harvard 基準や、脳波に関してはBennett が中心的役割を担ったＮＩＨの共同研究などで代表される第一世代の脳死判定基準には、脳波の平坦化が必須項目になっているものが少なからず見受けられる。しかし神経所見に比べて平坦脳波は著しく客観性が高いので、脳波所見が過大に評価された傾向がある。またその後、英国から脳幹死の概念が提唱され、次第に脳波検査は判定基準の必須項目から除かれるようになった。このように脳死判定における脳波の功罪については、一九八〇年ごろに論議が集中したが、Bennett らは終始妥当な主張を繰り返した。即ち信頼のおけない脳波記録ならば、むしろ参考にすべきではない。しかし、もし良質な記録が入手できれば、積極的に利用すべきであると述べている。

いずれにしても一九六〇～七〇年代の脳波計の進歩、普及に伴って、多くの臨床例、特に昏睡や脳死の症例について豊富な経験をもとに、正しい主張を貫いた Bennett 先生の功績を高く評価したい。

〈対　談〉

50 医の心――先輩医師に学ぶ

（一九九七年三月）

出席者（発言順）
杏林大学教授　原　充弘
杏林大学学長　竹内一夫

学生時代から〝ベン・ケーシー〟に憧れて、虎の門病院の竹内先生をお訪ねしたのは一九六七年春でした。以後、一般外科研修後、脳外科医として四分の一世紀にわたりご指導を賜っています。先生は患者にやさしく、学問は厳しくのお人柄です。また、新しい医療には常に興味を示され、弟子たちの教育には包容力のある、六尺豊かの英国風紳士で、わが国を代表する脳神経外科教授です。私にとっては実の父親以上に尊敬している先生です。

（ききて　原　充弘）

◆外科医でありながら切らない方法を考える　そこに最先端脳外科医療のルーツがある

◆グリオームの化学療法へと導いたのは不可能に挑戦するスピリット

原　先生には私自身、約三〇年近く教えを請うています。いろいろお聞きしたいことがあるのですが、うまく引き出せるかどうか心配です。よろしくお願いします。

先生は一九四六年（昭和二一年）の戦後まもないころに東京大学をお出になり、その後、かの伝統ある第一外科に入局され、脳神経外科学に進まれたわけです。先生はどうして脳神経外科の道をお選びになったのでしょうか。

竹内　そのいきさつを話すと長くなるのですが、脳外科という専門科目はわれわれが卒業した当時、今から五〇年前は日本にはなかったのです。私自身は、一九四五年（昭和二〇年）には、もう繰り上げ卒業で、海軍の軍医になることに決まっておりました。したがって、軍医になれば外科が必要になるだろうということで、外科にある程度興味を持っていたわけです。

しかし、その決定的な要因になったのは、当時の第一外科主任教授であった大槻先生のたいへん華麗なる手術の手さばきと、臨床における態度です。そこに憧れたと申しますか、たいへん尊敬し、卒業して外科学教室に入局したわけです。

原　私は先生から手術の手ほどきからしていただいたのですが、先生の手術は非常に術野がきれいで、ほとんど出血しないのです。そして、その時「汚い手術および患者さんにとって〝マイナス〟になるような手術をしてはいけない」と非常に厳しく教わりました。また、臨床においては、患者さんの立場に立つということに、非常にこだわっておられました。

先生は脳外科に進まれてから、いろいろな分野でお仕事をされ、たくさんの論文をお書きになっておられます。中でも一番印象に残っているのは、原発性脳腫瘍の四割を占めるといわれるグリオーム（glioma・神経膠腫）についてのお仕事です。なぜ、さまざまな疾患の中でグリオームに着眼されたのでしょうか。

竹内　大槻先生の定年退官後、まもなく教授になられたのは、私の第二の恩師、清水健太郎先生でした。清水先生に脳外科に関する手ほどきを受け、いろいろな脳外科疾患の治療をしたわけです。

当時は今ほど交通外傷も脳血管障害もなく、脳外科の主な治療対象は脳腫瘍でした。ただ残念ながら、診断的なテクニックが今よりはるかに後れていたので、苦労して脳腫瘍の診断をしていました。いずれにしても脳腫瘍の中でもグリオームが非常に多かったわけです。しかも、H. W. Cushing 以来、グリオームの治療成績はほとんど向上せず、清水教授は口癖のように「脳腫瘍の治療では、診断がつけば半分済んだようなものだ」とおっしゃっておられた。なぜなら、「悪性のグリオームには手がつけられない。グリオームの治療成績は医師の腕によるものではなく、腫瘍の悪性度によるのだ。あるいは局在によるのだ」ということでした。

要するに、一九〇〇年代の初めごろからスタートした近代脳外科ではいろいろな進歩がありましたが、グリオームの治療に関するかぎり、さほどの進歩はなかったのです。そういうことに対するチャレンジ精神というか、これを何とかしたいという気持ちが、私をグリオームに向かわせたのだと思います。

また、手術でそれを取るということの限界も、たくさんの手術症例で思い知っていました。そういう場合、放射線療法や化学療法などの補助療法が必要になりますが、清水教授は、放射線療法にはあまり興味を持っておられませんでした。しかし、放射線治療の次に出てきた化学療法には非常に興味を持たれ、これを何とか脳外科に、脳腫瘍の治療に導入したいと考えておられました。

原　私は当時若かったのですが、先生に教わった頃は、グリオームというのは一般には手をつけても無駄だからということで、開頭しても組織診断でグリオームと診断されるとすぐ閉頭して、そのまま自然にまかせるしかなかった時代でした。

しかし先生は、頸動脈から管を挿入されて、悪性グリオームに対して一階上から点滴で落差を応用した化学療法を開発され、良い治療成績を出していらっしゃいました。

今でこそ非常にポピュラーになった化学療法ですが、その先鞭がチャレンジ精神にあるのだということを教えていただきました。

◇CTもない時代、データの積み重ねから、グリオームの予後を左右する要因を検討

原　先生は、非常に長い経過の脳腫瘍の症例をたくさんお持ちですね。

竹内　確かに、脳外科では手術死亡率が高かったし、特にグリオームなどでは術後の生存率が非常に悪く、あまり長生きする症例がありませんでした。しかし、必ずしも手術で脳腫瘍をたくさん取っていない人でも、長生きをする例がぽつぽつ出てきたのです。

私はそういう例を見て、ナチュラル・ヒストリーにまだいろいろな秘密が隠れているのではないかと考えたのです。そのために経験した症例を全部集め、推計学的な処理をし、グリオームの予後に影響を与える要因を調べたりしました。

その結果、グリオームの悪性度、組織学的な悪性度と患者の年齢、それから病変の局在、手術時の全身症状などが予後に非常に関係が深いのではないかという結論に行き着いたのです。そして、同じグリオームといってもピンからキリまであるということを、だんだんつかんでいったのです。

原　グリオームについては、カルノハン（Kernohan）という人が重症度をI度からIV度まで分類しています。そして、I、II度は比較的良性で、III、IV度は悪性であり、これをまた神経膠芽腫

(glioblastoma) と呼んでいます。

先生は、神経膠芽腫でも症例により予後がかなり違うということを初めて提唱されました。それは先生の積み重ねのデータからと理解してよろしいでしょうか。

竹内　組織学的な悪性度というのは、かなり予後に関係が深いわけです。ただ泣きどころは、検体を取った部分の違いによって、組織像が必ずしも均一ではないのです。ですからこの腫瘍全体の悪性度を、小さな組織片で決めるのはなかなか難しいのです。

ところが不思議なことに、多数例を経験してみると、グレードの低いものから高いものまで生存率(サバイバル・レート)がきれいに平行している。そういうことがわかりましたので、やはり組織像を無視するわけにはいかないと考えたのです。

原　私が先生に教わった頃は、まだCTがわが国に導入されていない状況で、したがって、MRIなどという検査方法はとうていなかったわけです。しかし先生は、神経学的検査で正確な神経症状を取ることによって、きちんと病巣の局在・性質を常に把握しておられました。

その例として、非常に思い出深い症例があります。それは、若い女性の橋腫瘍の症例で、二〇年近く先生が診ておられました。その患者さんは不幸にして亡くなられましたが、先生は初めの頃から、それは橋にできたグリオームだということを盛んに言っておられました。そして剖検したら、なるほどグリオームだったのです。

先生は、私にその症例を中心にして論文を書くようにと言われました。論文を書くとなると、いろいろな論文を読まなければなりませんが、先生は論文の読み方、書き方には非常に卓越した才能をお持ちだったと思います。その方法をどこで学ばれたのでしょうか。

竹内　私自身、初期の頃の論文というのは教室の先輩から指摘されては直しということを繰り返していました。今にして思えば、確かに非常に幼稚な論文だったと思います。今でも理想的な論文はなかなか書けないのですが、たくさん書くうちにだんだんうまくなることもあるし、人の論文を読んでいくと、内容的にではなく、文章的に良い論文というのがわかってきます。

よく言われるように、長い論文が必ずしも良い論文というわけではないし、短い論文でも内容の非常に濃いものもあります。これは文学で文章を書くということと、ある程度通じるものがあるのではないでしょうか。フィクションとノンフィクションとの違いは当然ありますが、論文の場合も、ただ事実をそのまま記載すればよいというわけではありません。やはり読む人にできるだけわかってもらえるようなものを書きたいのです。

うっかりすると四〇〇字詰め原稿用紙一枚の中に、どこにも区切る部分がないような文章を書く人がいますが、これは読めません。論文の場合は、新聞記事のように簡潔な文章が一番読みやすいのではないかと思います。

◆患者の立場に立った結果、血管内手術、γ-ナイフにいち早く着眼

原　さて、先生は昔から、化学療法はもちろん、さまざまな治療法を常に患者サイドに立って考えておられました。また、今でこそ非常にポピュラーになっている血管内手術と放射線外科というか、radiosurgery についても、昔から独特のお考えをお持ちだったと理解しております。

竹内　私は何の因果か外科医になりました。外科医というのはメスを持って人の体を切るわけですから、患者さんにしてみれば、非常に嫌なことをするわけです。私は大槻先生に教えていただいて以来、できるだけ痛い思いをさせたくないということを常に頭の中に入れております。

したがって、いつでもメスを持てる立場でいながら、何とかして切らないで済む方法はないかと考える外科医なのです。勇気がないと言えばそれまでですが、やはり手術を受ける立場になれば、切らないで済むものならと思うのはあたりまえの心理でしょう。

それなら、内科医でよいではないかということになるわけですが、メスをいつでも使える立場でありながら、切らないことを考えるということに、意味があるのではないでしょうか。

しかし、それには何か補助的な手段を考える必要があります。今、注目されている血管内手術法というのは、血管を経由して自分の思った所へ到達するというのが方法論です。血管が狭くなった場合、それを広げるバルーン法というものもあるし、逆に出血している所に閉塞物を詰め込むエンボリゼーションのようなものもあります。

たとえば、もし患部が脳の深部にある場合には、今でこそ頭蓋底外科などでも種々検討されていますが、多かれ少なかれ脳の深部に入るための犠牲があるわけです。そうなると、頸部の頸動脈、あるいはもっと下のほう、股動脈からカテーテルを入れて目標に到達する血管内手術法のほうが、はるかに侵襲は少ないわけですし、後遺症も少なくて済みます。しかも、出血している所を止血することもできるし、狭くなった血管を広げることもできるという、大変アトラクティブな治療法なのです。

ですから、私はいち早くこれに目をつけました。患者さんにしても、切るか、血管内手術法で切らずにやるかと聞かれれば、ほとんどの人が切らない方向でやってくれと答えます。

また、γ-ナイフもスウェーデン、アメリカとだんだん普及しはじめ、日本でも入ったとたんに急速に普及しました。

私の経験例の第一号は、確か小学生の可愛らしいお嬢さんで、脳動静脈奇形だったと思います。このような将来のある小さなお嬢さんの体にメスを入れるのは、何とか避けられないものか、それには、スウェーデンのカロリンスカ研究所でやっているγ-ナイフが良いだろうということで、スウェーデンに送って治療をしてもらいました。これがとてもうまくいき、引き続いて何例かの症例をお願いしているうちに、やがて日本にも入ってきたわけです。

これも、聴神経腫瘍などいろいろな脳疾患を手術しないでコントロールできるという意味で、患者側にとっては非常に大きなプラスになったと思います。

原　最近では血管内手術、あるいは γ-ナイフの有用性は広く知られていますが、当時は脳外科医の間でもほとんど知られていませんでした。そういう時期に、先生はいち早くこの治療法に着眼しておられました。

ある時、破裂脳動脈瘤をクリップした後に起こる脳血管攣縮、つまり血管が細くなる症例があり、神経症状が悪化して困っていました。その時、先生は「このバルーンを使って血管を広げたら、神経症状が改善できる」とおっしゃった。そこで実際に施行してみると、数十分後にはかなり意識が改善したということがありました。あの時は、他の日本の脳外科医はまだ、ほとんど知らなかったことだと思います。

これも、先生が一番初めに言われたチャレンジ精神ということに尽きると思います。いずれにしても、先生は患者サイドに立って非侵襲的ないろいろの治療方法をお考えになり、それを実践され、それが今では脳神経外科の臨床ではポピュラーになっていると思います。

◈脳死患者を救いたいという戦いの果てに、「脳死判定基準」を作成

原　それからもうひとつ、ぜひお聞きしたいことがあります。先生は脳死判定基準をお作りになりました。私も脳外科医の一人として、先生がいったいどのような理由で脳死というものに興味を持

たれたのか非常に興味があります。

竹内　これは若い脳外科医には想像もできないことでしょうが、われわれの若い頃の脳外科病棟の生活は、脳浮腫との戦い、したがって脳ヘルニアとの戦いでした。当時は、脳圧を下げる薬もろくなものがなく、さんざん苦労したものです。したがって、患者さんが脳死状態になる頻度は、今より多かったと言えるでしょう。

一九六七年末に南アフリカのC. Barnardが心臓移植をし、翌年日本では札幌医科大学での心臓移植がありましたが、その頃から一般社会が脳死に注目するようになりました。しかし、それよりもはるか前から、われわれは脳外科の病棟で脳死の患者さんを経験しておりました。その頃には、まだまだ脳死の病態生理も十分解明できていなかったので、何とか蘇生させたいと、いろいろ苦労したのを覚えております。

要するに、クラシックな脳外科をやり、しかもその脳死状態の患者さんを何とか助けたいというう、今にして思えば無駄な努力をさんざんした挙げ句の果てに、脳死というものをよく知り、それを正しく判定するにはどうしたらよいかということを真剣に考えるようになったというわけです。

原　なるほど。着眼点が初めてわかりました。竹内先生の脳死判定基準は非常にわかりやすく、私たちもいろいろなところで利用させていただいております。

◆これからの時代に望まれるのは、広い裾野を持ったスペシャリスト

原　先生は現在、国際協力事業団（ＪＩＣＡ）のプロジェクトの国内委員長として、かなり精力的にマレーシアなどへの医療協力に力を注いでおられます。これからの若い人たちに、東南アジアというか、ＪＩＣＡの位置付け、あるいはそれに対する先生の考え方について、お話しいただけませんでしょうか。

竹内　日本の脳外科そのものは、急速に発展しました。しかし、東南アジアも含めて、発展途上国の脳神経外科のレベルはまだまだ世界的レベルに達しておりません。われわれが何の不自由もなく使っているいろいろな診断機器や治療薬、あるいは手術器械などもそう簡単には手に入らない状態です。

したがって、極端なことを言えば、ＣＴがなくても脳外科の診療が十分にできるだけの実力を持っていないと、東南アジアでは通用しないのです。すべて重装備の近代的な病院でなければ腕が振るえないというのでは、だめなのです。

日本の脳神経外科は、交通戦争と言われる社会背景の中で、交通事故の患者が増えたために注目され、認識されてきた分野です。あるいは、ベン・ケーシーがテレビに出てきてかっこよかったということで、ますますポピュラーになったわけです。そのような状況が、途上国で今まさに起きている。かつての日本と同じように、モータリゼーションが非常に盛んになり、やはり交通事故の犠

牲者が増えています。これに対して脳外科医がいなくて困った困ったと言っている現状です。したがって、われわれの歩んできた経験が少しでも役に立てばということで、私もひと肌脱いでいるわけなのです。

原　よくわかりました。最後に、先生は卒後五〇年という経験から、特に今の若い人たちに期待することというか、提言を賜れれば嬉しいのですが。

竹内　医学は非常に細分化されて、専門化され、若い人たちも先を急いで専門家になろうとしているように思います。しかし、何をやるにしても、やはり基礎が大切だと思うのです。私は虎の門病院に勤務していた時代に冲中重雄先生から、「専門馬鹿では困る」とさんざん言われました。これはありきたりの言葉かもしれませんけれども、やはり富士山のように広い裾野を持った専門医や臨床医になるように、ぜひ心がけてほしいと思います。

原　本日は、日ごろ先生からあまりお聞きできない素晴らしいお話を、多岐にわたって拝聴することができました。本当にありがとうございました。

〈インタビュー〉

51 Medical Who's Who

（二〇〇五年七月）

ききて

医事評論家　伊藤正治

◆教授のメスさばきに魅かれ外科医に

――ご出身地などについてお話しいただけませんか。

竹内　東京で関東大震災の直後に、歯科医の一男二女の長男として生まれ、東京で育ちました。高田馬場の戸塚第二小学校から旧制武蔵高等学校尋常科を経て、同高校理科乙類に進学しました。

――医学の道を選ばれた理由は何かあるのでしょうか。

竹内　母方の祖父は医者でしたが、父は進路について何も言いませんでした。私は元来、文学から自然科学まで、幅広く興味があり、広いジャンルの本を読みあさりましたが、高校に進学し、生物学の團勝麿先生の授業に大きく影響されました。神奈川県の三崎にある東京帝国大学の臨海実験所でウニの卵の細胞分裂を顕微鏡で観察して、発生学に非常に興味を持ちました。

しかし、戦時下でもあり、学生にも徴兵が待っており、生物学は戦争に直接役に立たないので、その生物学も勉強できる医学部への道を選択したのです。高校理科の同級生五三人のうち同様に東京帝国大学の医学部へ進んだ者が一〇人以上もいました。

――今、お話に出ましたが学生生活も戦争の影響をいろいろ受けたことと思いますが。

竹内　まず高校が三年のところが二年半に短縮されました。そして大学には昭和一七年一〇月の入学でしたが、これも四年のところを三年で二〇年九月に卒業予定という変則でした。それでも、講義や実習も充実しており、教育は「量より質」ということを強く感じたものです。また運動会、クラブやサークルの活動も活発で本郷の生活を楽しめました。もちろん軍事教練や勤労奉仕もしましたが――。

しかし、繰り上げ卒業で昭和二〇年の四月には卒業試験が始まりましたが、ちょうどその頃、わが家は空襲で消失、両親などは長野県に疎開しました。私は友人の下宿に転々と泊めてもらったり、大学の研究室に泊まり込んだりして、どうにか試験をこなしたことを思い出します。

ところが、八月一五日の終戦で、卒業も元に戻り二一年九月になりました。しかし前にも述べたように授業は正味二年半ですべて終わっているのです。そこで卒業までの一年間は、何をやっても自由で、復員船に乗る者もいたし、私は大槻外科の医局に顔を出し、医師免許はありませんから、人手不足の診療現場で下働きなどに打ち込みました。

話は戻りますが、私は昭和一八年暮れから一九年の正月にかけて約一ヵ月間、指導教官に引率されて満州の開拓団員の健康衛生調査にでかけています。この時に発疹チフスに感染しました。これが役に立って、戦後、発疹チフスが流行した時には、免疫ができているというので、患者のケアをやらされたものです。

このように、戦中、戦後にかけての医学部の学生生活では多くの貴重な体験を重ねました。

――脳神経外科医を目指されたきっかけというものは何かあるのでしょうか。

竹内　私はかねてから、第一外科の大槻菊男教授の見事なメスさばきとそのお人柄に惚れ込み、先生の医局に入ることに決めました。占領軍の命令で半年間のインターン、国家試験を終えて医師免許証をもらってから第一外科に入局、先生から消化器外科を中心に広く一般外科を教えられました。やがて、大槻先生が定年退官され、助教授の清水健太郎先生が昇格されました。清水先生は、米国に留学して脳外科を勉強中に日米開戦となり交換船で帰国されたという経歴の方です。

第一外科は、一般外科の教室でしたが、清水先生が脳外科に強い方だったので、私も先生から与えられた研究テーマは「てんかん」でした。このことが、私が脳神経外科医の道、一筋に生きる端緒になったといえましょうね。

◆脳血管の「もやもや病」を発見

——海外留学のご経験はいかがでしょうか。

竹内　長期間の留学はしていません。東大時代に清水先生の推薦で米国のカリフォルニア大学の脳波関係の研究室に行くことがほぼ決まっていたのです。ところが朝鮮戦争が終わり、その研究室にも多くの研究者が復員してきたため、私を受け入れる余地がなくなり、立ち消えになってしまったのです。

——先生の脳神経外科医としての足取りと、とりわけ思い出に残ることなどについてうかがいたいのですが。

竹内　東大時代は清水先生のもとで、当時わが国では専門医が皆無であった脳外科全般について指導を受け、日夜臨床勤務に励みました。若い頃の思い出としては昭和二七年に、米国まで石油の買いつけに行く第三図南丸に船医として乗船、海上生活をしたことですね。本来は、捕鯨母船なので一〇〇人ぐらいの乗組員がいましたが、幸い大きな事故も、ひどい病人も出ずに初めての渡米経験を楽しんだものです。

臨床研究では、脳血管の「もやもや病」の発見があります。昭和三〇年のことですが、眼科医からも見放された視力低下を訴える二九歳の患者の主治医になりました。原因を探るため脳血管撮影をしたところ、脳への主要血流路である内頸動脈が左右とも、はっきり映らないことを見つけました。私はその四年前の昭和二六年に、やはり血管造影で内頸動脈の閉塞症例を診断し、「特発性内頸動脈閉塞症」と題して発表していました。こんなこともあり、この患者にも特に興味を持ち、いろいろ検討の末、昭和三二年に「両側内頸動脈形成不全症」と命名して恩師の清水教授と連名で報告したのです。

その後、私自身も、また他の医師たちも次々に同じような症例を経験するようになりました。そして、一五年ぐらい経ってから東北大学の鈴木二郎教授によって「もやもや病」と名付けられ、世界的にも注目されるようになり、厚生省が難病に指定するようになったのです。まだ本当の病因は解明されていませんが、ただこの病気の最初の報告者として、私の名前が取り上げられています。

大学では、昭和三二年に東大講師で、脳神経外科の外来医長になりました。その翌年、新設の東京・虎の門病院院長になられた大槻菊男先生から脳神経外科部長としてくるようにお誘いを受けました。この病院を見学した時に、脳神経外科関係のX線機器など東大にないような素晴らしい装置が揃っているのを見ていましたので、これに魅かれて（笑）、赴任したのです。当時、全国的にみても一般病院で独立した脳神経外科を持ったのは、この病院が初めてです。ちなみに脳外科が医療法で専門診療科目になったのは昭和四〇年でした。それだけに、患者は非常に多く、中には遠く占領下の沖縄や台湾からも来たくらいです。疾患の種類としては、脳腫瘍、頭部外傷が中心で、あとは水頭症などの先天奇形でした。当時、脳血管系の疾患は主に内科的治療の対象でした。

虎の門病院では一五年間勤めましたが、その間、重症の脳障害の患者さんに対して、すべて脳波をとることにしていました。検査技師がいつでも病室にきて対応してくれたので、脳障害の患者さんの時々刻々の脳波が病室でとれました。このように資料がたくさんあったので、これが私の脳死研究のスタートになったというわけです。この関連の研究成果が昭和四三年一〇月、新潟で開かれた第一七回日本脳波学会で医員の小田正治博士と連名で発表した「脳波消失の意義」と題する研究です。データは、この病院が開院してから一〇年間に集めたものの中から「脳波が消えても心停止に至らなかった症例」を詳細に検討し、「脳波だけで脳死の判定をするのは危険」ということを指摘したのですが、大きな反響がありました。

昭和四八年になり、院長の冲中重雄先生の勧めで、新設の杏林大学脳神経外科教授として移り、患者の診療と同時に卒前教育に力をいれることになったのです。

◆研究責任者として脳死の新基準を発表

――厚生省の「脳死に関する研究班」の主任研究者として脳死判定の新基準（竹内基準）を作成されましたが、これについてお願いします。

竹内　わが国の脳死についての最初の学術集会は、昭和四三年一〇月の日本脳波学会「脳死と脳波に関する委員会」の第一回会合です。この委員会では、「大脳半球だけでなく脳幹を含めた脳全体の機能を永久に失ったことをもって脳死とする」という定義が打ち出されました。学会の開催地が、新潟だったことから「新潟宣言」と呼ばれました。委員には、基礎医学者四人を含む一九人の専門家が名を連ね、私も参加しています。この後、この委員会は二つの小委員会を作るなどして活発な討議を続け、昭和四十九年に脳死の判定基準を発表しました。これは、わが国の代表的な判定基準として広く使われ、国際的にも知られております。

しかし、その後、医学の進歩は目覚ましく、蘇生術、救急医学、集中医療をはじめ、ＣＴ、ＭＲＩ、ＳＰＥＣＴなどの画像診断法、各種のアイソトープや超音波ドップラー法による脳循環測定法、さらにコンピュータ技術の進歩による各種誘発電位の記録法などの進歩には目を見張るものがありました。そのために、昭和五八年、厚生省に「脳死に関する研究班」が作られ、①わが国の脳死症例の実態調査　②脳波学会基準の信頼度の評価――を行ったのです。その結果、前の脳波学会基準を改変し、昭和六〇年一二月に新しい判定基準を発表したのです。これは、たまたま私が主任研究者だったことから「竹内基準」とも呼ばれていますが、本来は「厚生省基準」と呼び、わが国が採用している唯一の公式標準的基準として認知されるべきものと思います。ちなみに、ご承知のように、私は平成一一年には「小児の脳死判定基準」も主任研究者としてまとめ、発表しました。

――先生方のご努力で、素晴らしい脳死判定基準もあり、また平成九年一〇月には臓器移植法も施行されているのに、実際に行われた脳死移植は三六例にすぎません。何よりも肝腎の臓器提供者数が諸外国に比べ、非常に少ないのが現実ですね。

竹内　臓器の提供者が少ないと考えるでしょうが、脳死などとんでもないといわれた以前に比べたら、凶悪な犯罪が多発するようなこんな末世の中で、脳死についての理解者が出て、人間愛の崇高な精神に基づき臓器の提供者がいるということは、まんざら捨てたものではないと思いますよ。いまだに、脳死移植反対の声もあり、もっと理解者を増やすのは、メディアの責任も大きいのではないでしょうか。

――話は変わりますが、救急医療関係で国際協力にもご活躍されたそうですね。

竹内　杏林大学の学長の時ですが、国際協力事業団（ＪＩＣＡ）のマレーシア国クチン市のサラワク総合病院救急医療プロジェクトの団長として何度も現地に行き、お力添えをしています。

――先生は、人間形成について少年時代から、周囲の方にはじまり、旧制高校尋常科・高等科、そして大学と素晴らしい教育・薫陶を受けた、と常々言われていますが、これについてはいかがでしょうか。

竹内　まず小学生の時に、運動会の徒競走で一緒に走っていた同級生とぶつかりそうになり、衝突を避けるために遅れて入賞できなかったことがあります。この時に母方の祖母は「人を押し退けてまでして賞をもらうより立派だ」と誉めてくれました。また私の学んだのは旧制の七年制の武蔵高校ですが、校長の山本良吉先生は、戦時色の濃くなった時にも、英国式の教育を守り、「たとえ、人に靴を踏まれても、自分のほうから謝る」といった紳士の心得を厳しく教えられたのです。さらに大学でも、戦争のため短縮された期間でしたが、学生に意欲を持たせ、勉強の面白さを教えることの上手な素敵な先生方に恵まれ、充実した学生生活を送ることができて本当に幸いでした。

◈「専門馬鹿」でなく広い視野を持つ医師に

――杏林大学に移られてからは、脳神経外科の主任教授として、その基盤を築かれ、さらに教務部長、医学部長を歴任され、そして学長を長くお務めになりました。どのような教育方針で臨まれたのでしょうか。

竹内　私は冲中先生のご推薦で、新設の杏林大学に昭和四八年に赴任して以来、平成一〇年まで、合計二五年という長い期間、お世話になりました。このうち一〇年間は学長職にありました。杏林大学の入学式と卒業式をそれぞれ一〇回ずつ迎えたことになります。

私は主任教授の時には、自分が受けたような魅力的な講義を準備し、学生に学問は何かの見返りではなく「興味があるからやるんだ」という気持ちにさせたいと願い、努めたつもりです。さらに学長になってからも、自分がここまでに享受してきたような良い教育を学生たちに還元したいという思いで務めてきました。

――先生は脳神経外科医として六〇年という長い臨床経験をお持ちです。後輩の臨床家に対して一言お願いします。

竹内　自然科学の分野では、何時、どんな知識や経験が役に立つかもしれません。たとえ、きわめて専門的な問題を取り上げるにしても、その研究者には広い視野を持った全般的な基礎知識が必要です。いわゆる「専門馬鹿」では決して大成することはないでしょう。やはり、富士山のような広い裾野を持った専門医や臨床医になるように心がけてほしいと思います。

――ご趣味はいかがでしょうか。

竹内　昔は旅行が好きでしたが、歳をとってからは読書と絵画鑑賞それにベランダ園芸ぐらいですね。それと孫と遊ぶことですかな。本は歴史ものや随筆、旅行記をよく読みます。園芸については、以前は「文句を言えない植物も世話できずに医者は務まらない」などと口にしましたが、今はもう言いません。スポーツは高校時代には部活で射撃部に所属し、インターハイに出たことがあります。そのほかは、若い頃は友人たちとテニスに興じた程度です。

――座右の銘というかお好きな言葉などはどうですか。

竹内　頼まれれば「一期一会」という言葉を、よく書きます。それは脳外科では急変することが珍しくないので、常にこの精神で患者さんに接しているわけですよ。明日に延ばしてはいけないわけです。何が起こるかわからないのですからね。今の世の中は特にそうではないでしょうか。

わが家の菩提寺はあの四十七士の眠る高輪の泉岳寺なのです。檀家総代を五年務めたことがあり、その間、住職からよく話を聴く機会がありました。

――恩師といえばどなたになりましょうか。

竹内　お世話になった年代順でいうと、まず高校時代に生物学への目を開かせてくださった團先生ですね。後に都立大学学長にもなられました。次が東大第一外科の大槻菊男先生。先生はクリスチャンで真面目な方でした。オペが非常にお上手だったこと、私がそのメスさばきに魅せられて先生の外科に入ったことは最初に述べたとおりです。私たち夫婦の仲人もしていただきました。虎の門病院でもご一緒でした。清水健太郎先生は、大槻先生の次の教授で、まだ新米外科医の私を、当時は未知の世界だった脳神経外科学に導いていただいた恩師です。そして長い期間、虎の門病院でご教示くださり、社会的関心の高かった私の脳死に関する研究を終始支えて頂いた東大名誉教授・元虎の門病院院長の冲中重雄先生にも心から感謝しております。

52 脳神経外科の魅力

（一九七九年四月）

私は脳神経外科学を専攻している。そして特に「グリオームの治療」に興味を持ち、ライフワークと考えている。

つい先頃までは脳神経外科そのものが外科の極く狭い一専門分野にすぎなかったが、今やこの分野のすべての業績に目を通すことさえ難しい程に発展した。そもそも臨床医としては広い裾野をもった知識が要求され、いわゆる「専門馬鹿」に陥ることは避けなければならない。したがって私の専門医への過程においてはかなりの道草もあったが、これらは決して無駄であったとは思われない。ただ今日に至るまでには、いくつかの変針点があったことは確かである。

旧制武蔵高校の尋常科終了にあたって、まず文科、理科の岐路に立った。当時はどちらの科目にも興味があったし、どちらにも立派な先生方がおられたので少しは迷ったが、やはり自然科学系を選んだ。そして私が生物学に特に興味を持つようになったのは團勝磨先生（前都立大学長）のご指導のためである。先生は当時から発生学、特に細胞分裂について専攻しておられ、その研究態度に強くひかれるところがあった。しかし間もなく太平洋戦争が始まり、皆兵態勢になってしまった。そのため軍医になれば生物学と縁を切らないでも済みそうに思えて、医学部を受験した。

医学生時代にはグループ活動として故宮本璋先生のご指導のもとに、農村医学や公衆衛生活動をしたり、コッホの『結核の病因』を読んだり、軍医学校の御園生圭輔教官（現原子力委員）について胸部レ線写真の読影を勉強したこともあった。そのため医学のどの分野もバラ色に見え、卒業時の入局には随分迷ったが、結局第一外科教室に入局した。これは、当時の教室主任であった大槻菊男先生の華麗な手術や、厳しい中にも温かみのある診療にひかれたためである。

大槻先生のご退官後、清水健太郎先生に「てんかん」に関するテーマを頂き、この頃から次第に、また自然に脳神経外科に入っていった。当時は未だ我が国の脳神経外科は揺籃期で、一般外科の教室に在籍したまま、開腹術や開胸術とともに開頭術を勉強していた。

清水先生はナイトロジェン・マスタードが出現した頃から、早くも手術でとりきれないグリオームに対して必らず有効な薬ができることを予見しておられたが、その強い信念が私にも乗り移って、引続き今日に至っている。

私は現在の専門に入ったことに満足している。今まで学んだ道をふりかえって、何処にも無理なことや不自然なことはなかったし、父親も私の進路を温く見守ってくれただけであった。その点非常にラッキーであったが、恐らく生まれ変ってもまた同じ道を歩むであろう。これは今となっては私にとって、より魅力のある分野が他に見当らないことが主な理由かもしれないが、それ以上に私の専門は男が一生の仕事として取組んで不足のない相手であるからである。

あとがき

心臓移植手術が臨床に登場してからすでに半世紀近く経っている。したがって医学界も一般社会も「脳死」という聞き慣れない概念に接してから、やはり同じ時間が経ったことになる。もっとも脳死のような重篤な状態は、欧州の医療先進国ではすでに一九世紀半ばから知られていた。そして二〇世紀初め、わが国では丁度日露戦争のころ、米国で近代脳神経外科学が確立されてからは、この領域では重い脳障害患者の死線期にしばしば経験されるようになった。したがって「脳死状態」は移植医療よりもはるかに前から存在していたことがわかる。

太平洋戦争直後(一九四六年)に医師になった筆者は、わが国の脳神経外科学の草創期から、われわれに治療を委ねている人たちが出来るだけ脳死状態に陥らないように努力をしてきた。そして、もし不幸にして脳死状態になれば、いかなる治療も徒労に終わることも十分に経験した。その結果、遅ればせながら脳死の判定基準も作られ、脳死下臓器提供による臓器移植も実現した。しかし諸外国にくらべて、其の実績はなおきわめて貧しい。そのため最近国会で「脳死はヒトの死」とする改正臓器移植法が成立し、近く施行されることになった。

およそ半世紀にわたる脳死とのつながりを、筆者は折に触れて書き残してきたが、この法律の改正に尽力された上智大学法学研究科の町野朔教授から勧められて、まとめることになった。専門は異なるが、筆者よりおよそ二〇年も後輩の町野教授は、バーナードの最初の移植の頃に大学を出られたので、筆者の書いた「昔話」には大へん興味をもたれたようである。いまだに脳死に関する正しい理解が十分とは思えないわが国の脳死問題に直接・間接に関連するもろもろの領域や一般社会に、この本が少しでもお役にたてば、筆者の喜びである。

なお、刊行にあたり、いろいろと助言をいただいた前記の上智大学町野朔教授、および拙著「脳とともに」「続 脳とともに」に続いて、またまた好評の装画を使わせていただいたねむの木学園長の宮城まり子さんに、心から謝意を表する。そして信山社の袖山貴、稲葉文子および今井守の諸氏にもたいへんお世話になったことを記し、深謝する次第である。

平成二二年三月

竹内一夫

〈初出一覧〉

I　脳死以前の脳死——脳死状態の出現から一世紀

1　脳死以前の脳死の話……………（東京大学第一外科開講百年記念誌、一九九三年五月）
2　温故知新——Cushing 現象から百年…………………（脳の科学、二〇〇三年一月）
3　クッシング現象の一世紀…………………………（日本医事新報、二〇〇三年一月）
4　一世紀前の脳死症例……………………………（日本医事新報、一九八八年八月）
5　まだ明確でない死の認定…………（アサヒグラフ「世界の心臓移植」一九六八年一一月／虎の門病院広報、一九六九年一月）
6　脳神経外科と脳死の問題…………………………（虎の門病院広報、一九七一年七月）
7　最近の「脳死」事情……………………………（日本医事新報、一九八四年一月）
8　続・脳死事情……………………………………（日本医事新報、一九八五年一月）

II　「脳死」と植物状態——正しい理解の重要性

9　脳死と植物状態………………………………（CREATA、一九七九年八月）
10　「植物人間」の定義……………………………（日本医事新報、一九八二年一月）

11 植物状態の生命予後……（日本医事新報、一九九〇年九月）

12 遷延性脳死状態……（日本医事新報、二〇〇二年七月）

III 脳死判定基準と各国の基準——その普遍的骨格と変遷

13 脳死の概念の導入とわが国社会の対応……（杏林大学社会科学部講演叢書、一九九八年三月）

14 「脳死」のメモ……（脳神経外科、一九八三年九月）

15 〈対談〉脳死をめぐって——死の判定はどう変わるか……（看護技術、一九八三年一〇月）

16 脳死、その問題点……（臨床成人病、一九八四年四月）

17 〈座談会〉新脳死基準と死の容認……（医療'86、一九八六年二月）

18 〈討論〉脳死と臓器移植……（医の道、一九八六年二月）

19 〈座談会〉生倫懇「脳死及び臓器移植についての最終報告」をめぐって……（クリニックマガジン、一九八八年二月）

20 脳死の定義と判定基準……（日本医事新報、一九八八年二月）

21 最近の脳死判定基準……（日本医事新報、一九八八年一〇月）

22 脳外科医による脳死論議……（書斎の窓、一九八八年一〇月）

23 〈書評〉世界で最も読まれている〝脳死の教科書〟 ……（週刊医学界新聞、一九八八年二月）
24 欧米の脳死事情 ……（日本医事新報、一九八九年一月）
25 各国における脳死判定の現状 ……（日本医事新報、一九九一年九月）
26 脳死判定をめぐって ……（日本医事新報、一九九三年五月）
27 脳の中枢機能と死 ……（日本医事新報、一九九二年二月）
28 〈特別寄稿〉国際化時代の脳死――ある途上国の判定基準から ……（日本医師会雑誌、一九九三年一二月）
29 〈私の死生観〉わが国の脳死問題 ……（CLINICIAN、一九九五年一月）
30 小児の脳死 ……（日本医事新報、一九九八年一〇月）
31 脳死出産 ……（日本医事新報、二〇〇二年一月）
32 最近の新聞から ……（日本医事新報、二〇〇四年七月）

IV 「脳死」と臓器移植――脳死判定基準の適用

33 〈対談〉臓器移植――脳死判定基準作成過程とその適用上の問題点 ……（アニムス、二〇〇〇年四月）

34 脳死審議余話……………………………………………………（社杏ジャーナル、一九九七年九月）
35 臓器提供の心……………………………………………………（泉岳寺護持会会報、二〇〇〇年一〇月）
36 わが国の脳死移植が抱える難問題……………………………（日本医事新報、二〇〇四年一月）
37 偶　感……………………………………………………………（日本医事新報、二〇〇五年一月）

V　近代医学の両価性(ambivalence)と〝人間愛〟――我々に課された務め

38 死線期人工呼吸と臨床医学における両価性…………………（日本医事新報、一九八七年八月）
39 心臓移植に憶う…………………………………………………（虎ノ門病院広報、一九六八年二月）
40 第三世代の脳死基準……………………………………………（日本医事新報、一九八六年八月）
41 脳死判定の疑義解釈……………………………………………（日本医事新報、二〇〇〇年七月）
42 医療、生命、そして法…………（東京大学第一外科開講百十年記念誌、二〇〇三年九月）
43 順法精神…………………………………………………………（日本医事新報、二〇〇一年一月）
44 脳死報道の不思議………………………………………………（日本医事新報、一九八八年八月）
45 帰路のない道……………………………………………………（日本医事新報、二〇〇一年七月）
46 某月某日…………………………………………………………（日本医事新報、一九九九年七月）
47 帰らざる橋………………………………………………………（日本医事新報、一九九二年一月）

Ⅵ　忘れ得ぬ人たち・脳死研究の背景になった昔話――温故知新

48　忘れ得ぬ先達　……（脳神経外科、一九九三年一〇月）
49　〈プロフィール〉Donald R.Bennett　……（CLINICAL NEUROSCIENCE、一九九七年一月）
50　〈対談〉医の心――先輩医師に学ぶ　……（日本医師会雑誌、一九九七年三月）
51　〈インタビュー〉Medical Who's Who　……（JMS、二〇〇五年七月）
52　〔私はなぜ現在の科目を選んだのか〕脳神経外科の魅力　……（日本医事新報「ジュニア版」、一九七九年四月）

〈著者紹介〉

竹 内 一 夫（たけうち かずお）

大正12年　東京都生まれ
昭和21年　東京帝国大学医学部卒業
昭和32年　東京大学講師　脳神経外科外来医長
昭和33年　虎の門病院脳神経外科部長
昭和48年　杏林大学教授
昭和58年　杏林大学医学部長
昭和61年　日本脳神経外科学会会長
昭和63年　杏林大学学長
平成３年　紫綬褒章
平成５年　日本医師会最高優功賞
平成10年　杏林大学名誉教授
　同　年　勲二等瑞宝章

〈主要著書〉

『脳死とは何か〈改訂新版〉』（ブルーバックス）
（講談社，2004年）その他多数

不帰《ふき》の途《みち》――脳死をめぐって

2010(平成22)年５月５日　第１版第１刷発行

著　者　竹　内　一　夫
発行者　今　井　　貴
発行所　信山社出版株式会社
〒113-0033　東京都文京区本郷6-2-9-102
TEL 03-3818-1019　FAX 03-3818-0344

印刷・製本／東洋印刷・大三製本
ISBN978-4-7972-6030-4 C3332
6030-010-080-020，p384
NDC 分類490.000．医学・医事法